Erfolgreiche Prophylaxe

Jörg Hendriks, Bernd Kaiser

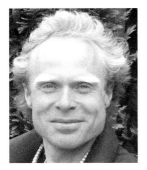
Dr. med. dent. Jörg Hendriks, Jahrgang 1964, studierte Zahnmedizin von 1984–1989 und promovierte 1990 über das Thema »Motivierung und Mundgesundheitserziehung in der Zahnheilkunde«. 1990–1992 war er Lehrbeauftragter für »präventive Zahnheilkunde« an der Universität Witten/Herdecke und erstellte dort u.a. ein Karteikartensystem zur präventiv ausgerichteten Befund- und Behandlungsdokumentation. Seit 1992 ist Dr. Hendriks in Aurich niedergelassen und baute eine »Prophylaxepraxis« auf. Er ist Autor mehrerer Bücher und verschiedener weiterer Veröffentlichungen im Bereich Präventivzahnheilkunde. 2001 erhielt er den Wrigley-Prophylaxepreis für die Praxisstudie »Inanspruchnahme, Wirksamkeit und Akzeptanz präventiver Betreuung.«

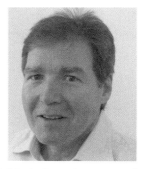
Dr. med. dent. Bernd Kaiser, Jahrgang 1953, hat an der Johannes Gutenberg-Universität Mainz Zahnheilkunde studiert. Studienaufenthalte absolvierte er mit den Schwerpunkten »orale Mikrobiologie« und »zahnmedizinische Prophylaxe« unter anderem an der USC, Los Angeles, bei Prof. Paul Keyes, Washington D. C., und bei Prof. Per Axelsson, Göteborg. Von 1979 bis 1981 war er Vorbereitungsassistent bei dem »Prophylaktiker« Dr. Klaus-Dieter Hellwege in Lauterecken/Pfalz. Seit 1981 ist er in eigener Praxis in Landstuhl niedergelassen und hat die Prophylaxe systematisch zu einem wirtschaftlichen Pfeiler der Praxis ausgebaut. Weitere Praxisschwerpunkte sind Parodontologie und hochwertige restaurative Zahnheilkunde. Seit 1990 ist der Autor auch bundesweit als Referent für die »professionelle Prävention« tätig.

Praxisorientiertes und praxiswirksames Expertenwissen für Zahnärzte

Jörg Hendriks, Bernd Kaiser

Erfolgreiche Prophylaxe

fachlich • wirtschaftlich • organisatorisch

Fachinformationen

Korrespondenzadressen:
Dr. Jörg Hendriks
Hagebuttenweg 6
26603 Aurich

Dr. med. dent. Bernd Kaiser
Kaiserstr. 169
66849 Landstuhl

Hinweis
Der wissenschaftliche Fortschritt in Medizin und Zahnmedizin führt zu immer neuen Erkenntnissen. Autor und Verlag haben große Mühe darauf verwendet, dass das Buch dem Wissensstand bei der Abfassung entspricht. Änderungen sind jedoch grundsätzlich möglich. Der Leser wird daher gebeten, Therapieempfehlungen und Behandlungsverfahren zu prüfen. Die Entscheidung für eine bestimmte Therapie liegt letztendlich in der Verantwortung des behandelnden Arztes und Zahnarztes.

Bibliografische Information der Deutschen Bibliothek
Die Deutsche Bibliothek verzeichnet diese Publikation in der Deutschen Nationalbibliografie;
detaillierte bibliografische Daten sind im Internet über http://dnb.ddb.de abrufbar.

Copyright 2008, 2., überarbeitete und erweiterte Auflage, bearbeitet von Dr. Jörg Hendriks
by Spitta Verlag GmbH & Co. KG
Ammonitenstraße 1, 72336 Balingen, http://www.spitta.de
Printed in Germany

Das Werk ist urheberrechtlich geschützt. Die dadurch begründeten Rechte, insbesondere die der Übersetzung, der Entnahme von Abbildungen, der Funksendung, der Wiedergabe auf fotomechanischem oder ähnlichem Wege und der Speicherung in Datenverarbeitungsanlagen bleiben, auch bei nur auszugsweiser Verwendung, vorbehalten. Die Wiedergabe von Gebrauchsnamen, Handelsnamen, Warenbezeichnungen usw. in diesem Werk berechtigt auch ohne besondere Kennzeichnung nicht zu der Annahme, dass solche Namen im Sinne der Warenzeichen- und Markenschutz-Gesetzgebung als frei zu betrachten wären und daher von jedermann benutzt werden dürften.

Covergestaltung: Johannes Kistner
Lektorat: s|t|m Verlagsdiensteistungen GbR, Berkheim
Satz: Petra Freudenmann, Jungingen
Druck: VeBu Druck + Medien GmbH, Bad Schussenried
ISBN: 978-3-938509-51-7

Inhalt

Vorwort 7

Zahnmedizinische Prävention als wissenschaftliches Konzept 9
Präventive Diagnostik 11
   – Kariesrisikodiagnostik – die wichtigsten Faktoren in der Übersicht 13
   – Parodontitisrisikodiagnostik 27
   – Auswertung und Dokumentation 43
Präventive Interventionsmöglichkeiten 47
   – Häusliche Mundhygiene 47
   – Professionelle Zahnreinigung 62
   – Fluoridierung und antimikrobielle Maßnahmen 79
   – Fissurenmanagement und -versiegelung 89
   – Ernährungsempfehlungen 95
Spezielle Probleme 99
   – Desensibilisierung empfindlicher Zahnhälse 99
   – Verminderter Speichelfluss 103
Befundbezogene Betreuungskonzepte 108
   – Recall 108
   – Risikogruppen 114

Präventive Betreuung als Praxiskonzept 129
Konzepte im Vergleich 133
Unternehmerische Aspekte 137
   – Betriebswirtschaftliche Kalkulation 137
   – Gewinnoptimierung im Spannungsfeld von Angebot und Nachfrage 140
Strukturelle Voraussetzungen einer Prophylaxepraxis 142
   – Teameinsatz und -entwicklung 142
   – Infrastruktur und Materialien 146
   – Prophylaxeshop 151
In Stufen zum Erfolg 153

Prävention als Motivationskonzept 157
Motivation aus Patientensicht 159
Patientenansprache und auswahl 166
Mundhygieneberatung – aber richtig! 171
Qualitätssicherung in der Prävention 178

Anhang 183
Abbildungsverzeichnis 184
Bezugsadressen 185
Sachverzeichnis 186

Vorwort

Zahnärzte befürworten Prävention, Patienten fragen nach Prophylaxe, die Präventionsorientierung als Grundlage zahnärztlicher Patientenbetreuung wurde uns ins Gesetz geschrieben. So weit, so gut.

Doch was, wenn Patienten unser gut gemeintes (und bitter nötiges) Prophylaxeangebot immer wieder ausschlagen? Wenn die liebevolle Zahnputzunterweisung mal wieder den organisatorischen Rahmen sprengt? Wenn das Team nicht hinter dem tollen Programm steht, das der Chef von seiner letzten Fortbildung mitgebracht hat? Wenn der Patient die gründliche Zahnreinigung nicht zu würdigen weiß, weil seine Zähne noch wochenlang empfindlich sind?

Nur wenige Praxen haben die Prävention auch bei Erwachsenen wirklich konsequent und erfolgreich in ihren Alltag integriert. Der Grund ist nicht die fehlende Überzeugung, sondern es sind die kleinen Tücken der praktischen Umsetzung.

Beide Autoren haben seit vielen Jahren eine sog. Prophylaxepraxis, richten also die gesamte Patientenbetreuung am Präventionsgedanken aus. Die Teams sind entsprechend ausgebildet. Beide Autoren führen eine Kassenpraxis in einer Kleinstadt, also unter Durchschnittsbedingungen mit mehr und weniger aufgeschlossenen, mit betuchteren und ärmeren Patienten, deren Rahmenbedingungen und Erwartungen individuell berücksichtigt werden müssen – auch beim Umfang des präventiven Angebots. Beide Praxen arbeiten engagiert und motiviert für die Prophylaxe – aber nicht umsonst! Insofern verstehen sie ihr Prophylaxeangebot als Dienstleistung, deren Preis sich zusammensetzt aus Kostenanteil und angemessenem Unternehmensgewinn.

Solides fachliches Prophylaxewissen und ein funktionierendes organisatorisches Konzept stellen die notwendige Basis dar. Sie sind aber noch immer kein Garant für den Praxiserfolg: Der wesentliche Schlüssel zur Akzeptanz des Prophylaxeangebots ist die geschickte Ansprache neuer Patienten und eine motivierende Führung während der Betreuung. Mit den Aspekten der Ansprache, Patientenführung und Motivierung erhielt das Buch bei der Überarbeitung einen neuen Schwerpunkt.

1 Zahnmedizinische Prävention als wissenschaftliches Konzept

Die Zahl der Bücher und Veröffentlichungen zum Thema Oralprophylaxe belegt es: Der Umfang einschlägiger Fakten und Konzepte zur zahnmedizinischen Prävention ist immens. Nur Weniges ist aber so evidenzbasiert, wie man es sich wünscht.

Dieses Buch stellt keinen wissenschaftlichen Diskussionsbeitrag dar. Vielmehr fasst es aus dem großen Schatz des gesicherten Wissens oder wenigstens des wissenschaftlich Plausiblen und klinisch Bewährten nur das zusammen, was für die praktische Patientenbetreuung wirklich relevant ist. Die Zusammenstellung ist durchaus subjektiv, aber gegründet auf umfangreiche Literaturstudien, eigene wissenschaftliche Untersuchungen – und vor allem auf die eigenen Praxiserfahrungen.

Präventive Diagnostik

Zahnärztliche Diagnostik im herkömmlichen Sinne stellt behandlungsbedürftige Veränderungen fest. Präventive Diagnostik umfasst:

- Früherkennung von Veränderungen, möglichst in einem Stadium, in dem sie noch nicht invasiv therapiert werden müssen und

- Risikodiagnostik, also das Erheben und Bewerten von krankheitsverursachenden oder gesundheitsfördernden Einflussfaktoren. Diese können das gesamte Gebisssystem betreffen (z.B. Ernährung, Rauchen, weitere Verhaltensfaktoren) oder einzelne Gebisszonen und Zahnflächen (Plaqueansammlung, Pflegehindernisse).

Inhalt präventiver Diagnostik

Im zahnärztlichen Alltag bedeutet präventive Diagnostik in erster Linie Diagnostik des Kariesrisikos. Die Ursachen der Karies und damit auch die Kariesrisikofaktoren sind inzwischen weitgehend bekannt. Anders verhält es sich bei den Parodontalerkrankungen. Zwar sind auch hier die ätiologisch bedeutsamen Faktoren größtenteils identifiziert. Das komplexe Zusammenwirken von exogenen, immunologischen, mikrobiellen und genetischen Faktoren, welches letzten Endes zur Zerstörung des Zahnhalteapparates führt, lässt aber nach wie vor viele Fragen offen. Dadurch ist die Vorhersage einer Parodontitis alleine aufgrund des Vorhandenseins von sichtbaren Risikofaktoren wesentlich unsicherer als die von Karies.

Diagnostik des Karies- und Parodontitisrisiko

Die Indikation zur meist technisch und finanziell aufwendigeren Parodontitisrisikodiagnostik stellt sich daher in der Regel erst dann, wenn bereits eine klinisch manifest gewordene Erkrankung vorliegt, in vielen Fällen sogar erst nach dem Versagen routinemäßig durchgeführter Behandlungsmaßnahmen. Sie liefert spezifische Anhaltspunkte für die Krankheitsursachen und hilft in erster Linie, die weitere Prognose zu beurteilen, ggf. die zahnärztliche Behandlungsstrategie zu überprüfen und bei Bedarf zu modifizieren. Die Übergänge zwischen Risiko- und Krankheitsdiagnostik sind in der Parodontologie somit fließend.

Parodontitis: fließende Übergänge zwischen Risiko- und Krankheitsdiagnostik

Durch ein einfaches Risikoscreening während der Befundaufnahme wird der Zahnarzt zunächst die präventive Betreuungsbedürftigkeit

Vom Risikoscreening zur ausführlichen Risikodiagnostik

des Patienten einschätzen. Durch Befundrückmeldung und geschickte Ansprache (Kap. 3) gilt es dann, ein grundlegendes Problembewusstsein und Interesse beim Patienten zu wecken. Erst wenn er zu einer präventiven Betreuung und vor allem zu präventiven Eigenleistungen bereit ist, ist eine ausführliche Risikodiagnostik indiziert, aus der sich dann gezielte risikosenkende Maßnahmen ableiten lassen.

Generelle Risikofaktoren und zahnflächenspezifisches Risiko

Hierbei müssen einerseits die allgemeinen, die gesamte Mundhöhle betreffenden Risikofaktoren erfasst werden. Anderseits gilt es, das *zahnflächenspezifische* Risiko einzuschätzen und den diesbezüglichen Betreuungsaufwand festzulegen. Hier sind relevant:

- anatomische Prädilektionsstellen für Karies (Fissuren und Approximalräume)
- Problemzonen der Mundhygiene (Bereiche mit Sondierungsblutungen, Einschränkungen durch Würgereiz)
- Problemzonen als Folge pathologischer Abläufe (starke Zahnfehlstellungen, Rezessionen, freiliegende Wurzeloberflächen, Wurzeleinziehungen und offene Furkationen, parodontale Taschen)

Verbesserung der Risikoeinschätzung im Betreuungsverlauf

Die Risikoeinschätzung ist bei Neupatienten zunächst nur auf der Grundlage einer Momentaufnahme, des Anfangsbefundes, möglich. Erst im Betreuungsverlauf kann das Risiko genauer eingeschätzt werden und erst dann wird erkennbar, wie der Patient auf präventive und therapeutische Maßnahmen anspricht. Die zusätzlich zu erhebenden Parameter sind:

- bezüglich Karies:
  - Kariesneubefall pro Jahr
  - Progression vorhandener Läsionen
- bezüglich Parodontitis:
  - Taschentiefenänderung zum Vorbefund (ΔTt)

Die Risikoeinschätzung dient nun der Festlegung der Betreuungsinhalte und Recall-Intervalle.

Präventive Diagnostik

Kariesrisikodiagnostik – die wichtigsten Faktoren in der Übersicht

Die Zahnmedizin ist zurzeit noch weit davon entfernt, das Kariesrisiko eines Patienten exakt bestimmen zu können. Einzelne Bestimmungsmethoden haben Vorhersagegenauigkeiten von unter 50%. Eine Risikoeinschätzung muss also immer mehrere Befunde/Einflussfaktoren einbeziehen und ist auch dann nur qualitativ und nicht quantitativ möglich.

Nur qualitative Aussage möglich

Erfreulicherweise zeigen bereits die einfach zu erhebenden klinisch-anamnestischen Befunde einen guten Vorhersagewert, der sich durch aufwendigere risikodiagnostische Maßnahmen nur noch wenig verbessern lässt.

Klinische Gebissbefunde

Folgende 3 klinische Befunde sind von Bedeutung:

- Aktivität bestehender Läsionen
- Kariesneubefall
- Fortschreiten bestehender Läsionen

Anzahl und Art aktiver kariöser Läsionen lassen Rückschlüsse auf das aktuelle Kariesrisiko zu. So weisen demineralisierte Schmelzoberflächen (White Spots) und floride, wenig eingefärbte Läsionen auf ein hohes Kariesrisiko hin.

Aktive kariöse Läsionen

Eine wichtige Messgröße zur Feststellung des aktuellen Kariesrisikos ist die Anzahl neuer kariöser Zähne während des vergangenen Jahres (»D-T-Index last year«). Bei der Diagnostik wird durch einfaches Zählen der im vergangenen Jahr neu erkrankten Zähne der »D-T-Index last year« ermittelt. Dazu werden Spiegel, Sonde, Bissflügelaufnahmen, eventuell ein Laserfluoreszenzmessgerät (z.B. Diagnodent® [KaVo]) eingesetzt.

Kariesneubefall

> **Bewertung**
>
> - keine neu erkrankten Zähne im zurückliegenden Jahr: geringes Risiko
> - ein neu erkrankter Zahn im zurückliegenden Jahr: mittleres Risiko
> - zwei oder mehr neu erkrankte Zähne im zurückliegenden Jahr: hohes Risiko

Um solche Veränderungen über die Zeit auf einen Blick abschätzen zu können, ist eine Karteidarstellung hilfreich, bei der die Befunde mehrerer Jahre übersichtlich zusammengefasst sind (Abb. 1).

Speichelfaktoren

Kariesprotektive Eigenschaften

Neben der rein mechanischen Spül- und Reinigungsfunktion (orale »Clearance«) verfügt der Speichel auch über viele biologisch wirksame, kariesprotektive Eigenschaften. Er dient dem Oberflächenschutz der oralen Gewebe gegen chemische und mechanische Reize und enthält – neben verschiedenen unspezifischen und spezifischen Abwehrstoffen (Immunglobulin A, Enzyme wie Lysozym, Lactoperoxidase, Lactoferrin u.a.) – auch die für die Remineralisation benötigten Ionen in hoher Konzentration.

Risiko bei vermindertem Speichelfluss

Mit abnehmender Speichelbildung gehen die schützenden Eigenschaften gleichermaßen verloren, was bei der extremen Kariesanfälligkeit des Xerostomiepatienten seine regelmäßige klinische Bestätigung findet. Ein deutlich vermindertem Speichelfluss ist unschwer klinisch an klebrigem Speichel oder trocken glänzenden Schleimhäuten erkennbar oder wird vom Patienten berichtet. Eine Speichelfließratenbestimmung (durch Paraffinkauen und Auffangen in einem Messbecher über 5 Minuten) ist möglich, aber nicht erforderlich.

> **Bewertung**
>
> Klinisch sichtbare Mundtrockenheit geht mit hohem Kariesrisiko einher.

Präventive Diagnostik

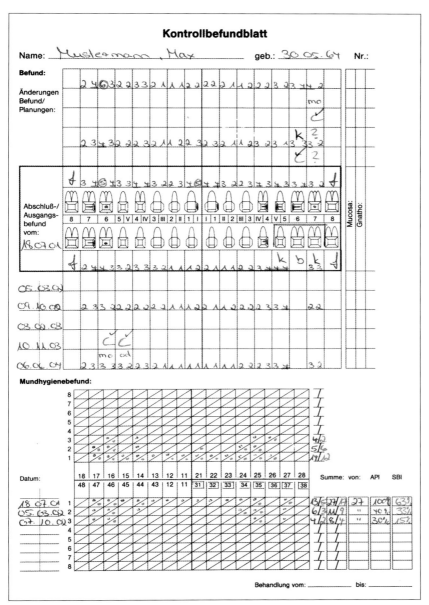

Abb. 1
Karteidarstellung zur besseren Einschätzung von Karies- und Parodontitisrisiko

Pufferkapazität Weitere Speichelparameter wie z.B. die Pufferkapazität, also die Fähigkeit, Säuren zu neutralisieren, die durch bakteriellen Abbau von Kohlenhydraten entstanden sind, haben keine wissenschaftliche Relevanz für die Kariesrisikobestimmung. Die Anwendung kommerzieller Tests hat also bestenfalls didaktischen Wert.

Mikrobielle Risikofaktoren

Streptococcus mutans

Säure- und Polysaccharidbildung Nach heutigem Kenntnisstand sind es in erster Linie Keime der Spezies STREPTOCOCCUS MUTANS, welche die für die Kariesinitiation benötigten Säuren bilden. Außerdem besitzen Mutans-Streptokokken die Fähigkeit, durch die Bildung extrazellulärer Polysaccharide der Plaque eine »klebrige« Konsistenz zu geben und dadurch fest an den Zahnoberflächen zu haften.

Lactobacillus

Kariesprogression Neben STREPTOCOCCUS MUTANS gilt LACTOBACILLUS als wichtigster Leitkeim der Karies. Während Ersterer insbesondere für die Initialkaries im Zahnschmelz als verantwortlich gilt, wird dem LACTOBACILLUS vor allem die Kariesprogression im Dentin zugeschrieben. In kariösen Dentindefekten wird er regelmäßig in großer Zahl nachgewiesen, weshalb diese vor der bakteriellen Risikodiagnostik mit Füllungen versorgt sein sollten.

Testverfahren

Speichelprobe

Vorgehen Für den Nachweis und die semiquantitative Bestimmung von STREPTOCOCCUS MUTANS und LACTOBACILLUS sind im Handel Testsets erhältlich. Nach Benetzung eines Agarnährbodens mit Speichel werden diese je nach Test für 2–4 Tage bei 37 °C bebrütet. Zur Auswertung wird die Anzahl Kolonien bildender Einheiten (KBE), welche sich auf dem Nährboden als sichtbare Punkte abheben (Abb. 2), mit einer Musterkarte verglichen.

Bei der Auswertung ist allein die *Anzahl* der KBE auf dem Agarträger ausschlaggebend, nicht ihre Größe, denn die kann von Fall zu Fall sehr stark variieren. Mutans-Streptokokken-Kolonien sind sehr klein und können daher gelegentlich schwieriger auszuwerten sein. In diesen Fällen sollte der Agarträger schräg unter eine Lichtquelle gehalten werden, zusätzlich kann auch eine Lupe benutzt werden. Je nach Dichte der bakteriellen Besiedelung erfolgt die Zuordnung zu einer von 4 Risikoklassen (0 bis 3).

Auswertung

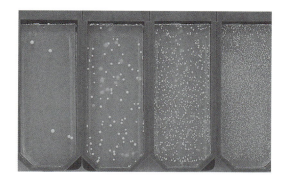

Abb. 2
Verschiedene Koloniendichten an vier bebrüteten Streptococcus-mutans-Nährböden des CRT-Bacteria-Tests.

Zu bedenken ist, dass die Einnahme von Antibiotika während der vorangegangenen 6 Wochen möglicherweise zu falsch negativen Ergebnissen führt. Das Gleiche gilt für die Anwendung antiseptischer Mundspülungen (z.B. mit chlorhexidinhaltigen Lösungen) bis zu 12 Stunden vor Probeentnahme.

Einschränkungen

Plaqueprobe

Das Testverfahren kann modifiziert werden, indem die Plaque an einer bestimmten Lokalisation, z.B. auf einer Initialläsion selektiv überprüft wird. Dazu wird ein feines Pinselchen in die Plaque eingetaucht. Anschließend wird ein dünner Pinselstrich quer über den Agargelträger gezogen. Wegen des selektiven Wachstums erhält man nach Bebrütung einen Eindruck von der Durchsetzung der Plaque mit Mutans-Streptokokken.

Modifizierung

Hilfsmittel

Mögliche Hilfsmittel sind das Testset CRT Bacteria® (Vivadent), Dentocult SM + LB® (Orion Diagnostika), CarioCheck® (Hain Diagnostika), Inkubator Cultura® oder Incubat® (Vivadent).

> **Auswertung**
> - Gruppe 0: geringes Kariesrisiko
> - Gruppe 1: mittleres Kariesrisiko
> - Gruppe 2: hohes Kariesrisiko
> - Gruppe 3: sehr hohes Kariesrisiko

Mikrobielle Stoffwechselaktivität/Milchsäurefreisetzung

Prinzip und Durchführung

Konzept der Milchsäuremessung

Basierend auf der Vorstellung, dass es nicht die Zahl der Keime, sondern deren Stoffwechselaktivität ist, welche für die Kariesentstehung verantwortlich ist, wurde das Konzept der Milchsäuremessung im Speichel entwickelt. Demzufolge ist die Konzentration an Milchsäure als Ergebnis der bakteriellen Aktivität als weiterer Risikoparameter anzusehen.

Testsystem

Die Milchsäurekonzentration des Speichels kann mit einem eigens zu diesem Zweck entwickelten Testsystem schnell und einfach ermittelt werden. Bis maximal 2 Stunden vor Durchführung des Tests sind die Zähne zu putzen. Ein Teststäbchen wird durch Drehen auf der herausgestreckten Zunge mit Speichel vollständig durchfeuchtet. Anschließend wird es in eine Indikatorflüssigkeit, welche zu Beginn des Tests in einem Blister angemischt wurde, für 2 Minuten eingetaucht. Ein Farbumschlag des Teststäbchens zeigt durch Vergleich mit einer Farbtafel (neun abgestufte Farbfelder, Abb. 3) die Konzentration an Milchsäure an.

Präventive Diagnostik

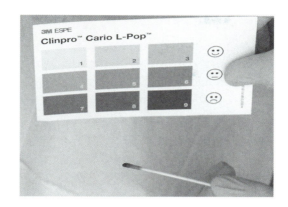

Abb. 3
Ein Vergleich des Teststäbchens mit einer Farbtafel (neun abgestufte Farbfelder) zeigt den Farbumschlag.

Hilfsmittel

Hilfsmittel sind Clinpro® Cario L-Pop® Milchsäureindikatorstäbchen (3M ESPE AG).

Bewertung

Die Aussagefähigkeit dieser Tests bezüglich des zukünftigen Kariesrisikos ist gering. Ein wissenschaftlich plausibler Vorhersagewert besteht nur bei:

- Jugendlichen und Erwachsenen zur Einschätzung des Restrisikos nach Optimierung des Mundgesundheitsverhaltens und Herstellung der Hygienefähigkeit (die unsichtbaren Parameter werden also erst dann sicherheitshalber hinzugezogen, wenn alle sichtbaren für ein niedriges Risiko sprechen)

- kariesfreien Patienten, insbesondere bei Kindern, zur prospektiven Einschätzung des Betreuungsaufwandes während des Zahnwechsels bis zum Abschluss der Schmelzreifung (naheliegend bei 6er-Durchbruch im Alter von ca. 6 Jahren und nach Durchbruch der 7er mit ca. 12 Jahren)

Aussagefähigkeit der Tests

> In gut betreuten Kollektiven weist die Altersgruppe der 13- bis 16-Jährigen ein besonders hohes Kariesrisiko auf (Axelsson 1994).

Wohl aber sind die Tests eindrucksvolle Hilfsmittel zur Motivierung des Patienten.

Fluoridanamnese

Von den anamnestisch zu erhebenden Einflüssen kommt der Fluoridanwendung die größte Bedeutung zu, da der mehrmals tägliche Gebrauch fluoridierter Zahnpasta heute als der wichtigste Beitrag zur Kariesreduktion angesehen wird, der von den Patienten auch mit geringem Aufwand umgesetzt werden kann. Fluoride erhöhen die Säureresistenz der Zahnhartsubstanz und verbessern die Remineralisierung, Aminfluoride hemmen darüber hinaus den Plaquestoffwechsel.

Auf der anderen Seite muss während der Schmelzbildungsphase (bis zum vollendeten 6. Lebensjahr) eine Überdosierung vermieden werden, da bei zunehmendem Auftreten von Dentalfluorose eine sinkende Akzeptanz der Bevölkerung für Fluoridanwendungen zu befürchten wäre.

Bei der Diagnostik ist der Patient nach seinen Zahnpflegemitteln zu befragen und eine Fluoridanamnese zu erheben. In der Auswertung können 3 Karies-Risikograde unterschieden werden:

- geringes Risiko:
  - täglich mehrmals Fluoridzahncreme oder
  - täglich Fluoridzahncreme und fluoridhaltige Mundspüllösung oder
  - täglich Fluoridzahncreme und wöchentliche Applikation eines Fluoridkonzentrates oder
  - Fluoridzahncreme und fluoridiertes Kochsalz
- mittleres Risiko: einmal täglich Fluoridzahncreme
- erhöhtes Risiko: keine Fluoridexposition

Ein erhöhtes Fluorose-Risiko liegt vor bei gleichzeitiger Verwendung von Fluoridzahncreme und Fluoridtabletten bei Kindern.

Mundhygiene und Plaqueverteilung

Mundhygiene

Obwohl die Mundhygiene des Patienten als Schlüsselfaktor zur Zahngesundheit angesehen wird, ist ihr Einfluss auf das Kariesrisiko wissenschaftlich nur in Patientengruppen mit insgesamt hohem Präventionsniveau und hoher Fluoridverfügbarkeit nachweisbar.

Einfluss auf das Kariesrisiko

In jüngerer Zeit tut sich in Verbindung mit der häuslichen Zahnpflege ein Risikofaktor neuer Art auf: Zahn- und Zahnfleischschädigungen infolge unsachgemäßer und übertriebener Mundhygiene (Tab. 1)! Unter diesen Umständen muss die zahnärztliche Empfehlung, nach jeder Mahlzeit die Zähne zu putzen, kritisch hinterfragt werden.

Übertriebene Mundhygiene

Plaqueverteilung

Offensichtlich wirkt Plaquekontrolle erst auf sehr hohem Niveau für sich alleine kariesreduzierend. Andererseits stellt das Belassen großer Plaquemengen sogar die kariostatische Wirksamkeit von Fluoriden in Frage und muss daher als Hochrisikofaktor gewertet werden.

Plaquekontrolle

Ob die Mundhygienebemühungen des Patienten ausreichend und effektiv sind, kann durch Plaqueindizes ermittelt werden. Sie besagen zwar einiges über die Mundhygiene des Patienten, wenig jedoch über dessen unmittelbares Risiko, an Karies zu erkranken.

Plaqueindizes

Demgegenüber korreliert die Tendenz eines Patienten zur Plaqueneubildung innerhalb von 24 Stunden (PFRI) deutlich höher mit seinem Kariesrisiko. Zur Diagnostik des PFRI wird der Patient im Anschluss an eine professionell durchgeführte Zahnreinigung aufgefordert, für 24 Stunden jegliche Mundhygiene zu unterlassen. Danach werden die Zahnflächen (fazial, oral, mesial, distal) auf neue Plaque untersucht. Die Berechnung des PFRI erfolgt nach der *Formel:* Zahl der positiven Messstellen × 100 dividiert durch die Gesamtzahl der Messstellen. Als Hilfsmittel wird ein Plaquerevelator benötigt.

PFRI

Nichtkariöse Defekte	Erscheinungsbild	Ursachen
Putzläsionen	schüsselförmige Zervikalläsionen, Rezessionen der Gingiva	zu hoher Putzdruck, zu große Schrubbbewegungen, zu häufiges Putzen mehr als 3-mal täglich, stark scheuernde Pasten, zu harte Zahnbürsten oder eine Kombination von allem
Erosionen (säurebedingte Schäden)	flache Auswaschungen, die sowohl Schmelz als auch Dentin betreffen	• bei häufigem Verzehr von Obst, besonders Zitrusfrüchten, sowie bei häufigem Trinken von Frucht-, Gemüse- und Erfrischungsgetränken • treten besonders auf den Buccalflächen der OK-Inzisivi auf • bei häufigem Erbrechen, wie es bei Bulimiepatienten (Magersüchtigen) vorkommt, verstärkt auf den Palatinalflächen der Inzisivi zu finden
Attrition (Abnutzung)	Substanzverlust • inzisal oder • okklusal	• durch Bruxismus • durch hohe Kauleistung, z.B. bei Vollkornernährung, oft zusätzliche Erosionen

Tab. 1
Nichtkariöse Defekte an Zähnen

Auswertung
- < 20%   = geringes Risiko
- 20–30% = mittleres Risiko
- > 30%   = erhöhtes Risiko

Ernährungsverhalten

Kariogene Nahrungsmittel, allen voran solche mit niedermolekularen Kohlenhydraten (z.B. unterschiedliche Zucker), werden durch den Stoffwechsel der Plaquebakterien zu organischen Säuren vergoren. Bereits die Aufnahme weniger Tropfen einer 10%igen Glucoselösung (das entspricht etwa der Zuckerkonzentration von Cola- und Limonadengetränken) senkt den Plaque-pH für die Dauer von etwa 30 Minuten in den kariogenen Bereich, innerhalb dessen eine Demineralisation des Schmelzes stattfindet.

Kariogene Nahrungsmittel

Besonders problematisch ist das abendliche Naschen vor dem Zubettgehen, wenn danach die Zähne nicht mehr geputzt werden: Durch das nächtliche Absinken der Speichelproduktion vermindert sich die orale Clearance, die Kontaktzeit des Zuckers mit der Plaque wird erheblich verlängert. Daraus folgt, dass in erster Linie nicht die Menge des aufgenommenen Zuckers, sondern dessen Einwirkungshäufigkeit und -dauer für die Kariesentstehung von Bedeutung ist. Seine extremste Ausprägung findet dieser Zusammenhang beim »Baby-Bottle-Syndrom«, bei dem das Nuckeln an der Babyflasche zu einer mehrmals täglichen, oft stundenlangen Benetzung der Zahnflächen mit einer zuckerhaltigen, bei Obstsäften sogar zusätzlich noch säurehaltigen Flüssigkeit führt und zugleich der remineralisierende Speichelkontakt verhindert wird. Das Ergebnis kann die totale Zerstörung der gesamten Dentition binnen weniger Monate sein.

Einwirkungsdauer entscheidend

Der Einfluss von häufigen Zuckeraufnahmen auf das Kariesrisiko ist nachgewiesen. Vorschulkinder mit mehr als 30 zuckerhaltigen Nahrungsaufnahmen pro Woche (> 4 pro Tag) hatten ein doppelt so hohes Kariesvorkommen wie Kinder, deren Zuckeraufnahme unter dieser Schwelle lag.

Zur Diagnostik werden die Ernährungsgewohnheiten anamnestisch erhoben. Um zahnschädliche Ernährungsrisiken aufzuzeigen, eignet sich ein Ernährungstagebuch, das für mindestens 2 Tage geführt werden sollte. Dabei sind Tage auszuwählen, die einen möglichst repräsentativen Tagesablauf widerspiegeln. Als »Auswertung« werden Zeiten mit überwiegender Demineralisation rot und solche mit Chance auf Remineralisation blau gekennzeichnet.

Ernährungstagebuch

> **Bewertung**
>
> Bei mehr als 3 kariogenen Zwischenmahlzeiten/Getränken liegt ein erhöhtes Risiko vor und es kann von »Zuckermissbrauch« gesprochen werden.

Da die Beeinflussung des Ernährungsverhaltens noch schwieriger ist als die des Mundhygieneverhaltens, rechtfertigt sich ein entsprechender diagnostischer Aufwand nur bei erhöhtem Kariesrisiko. Die Beratung sollte sich auf prägnante, leicht umsetzbare Ernährungshinweise beschränken.

Fissuren

Fissuren als Bakterienreservoir

Tiefe und enge oder ampullenförmige Fissuren werden von den Borsten einer Zahnbürste nicht erreicht. An ihrem Grund bildet sich eine standortgebundene Plaque, die nicht nur die Fissur selbst zu einer Prädilektionsstelle für Kariesentstehung macht, sie ist auch ein bakterielles »Reservoir« für einen ständigen Nachschub kariogener Keime in die Mundhöhle. Die Versiegelung der Fissuren bildet daher nicht nur einen lokalen Kariesschutz an der Fissur selbst. Durch ihren Einfluss auf das allgemeine bakterielle Mundmilieu ist sie im weiteren Sinne auch als antiinfektiöse Maßnahme zu verstehen.

Die Indikation zur Versiegelung wird inzwischen wieder zurückhaltender gestellt:

> Der kariesprotektive Nutzen präventiven Versiegelns ist nur bei insgesamt hoher Karieswahrscheinlichkeit eindeutig gegeben. Ein erhöhtes Risiko besteht bei:
>
> - insgesamt hohem Kariesrisiko
> - plaquegefüllten Fissuren
> - ungünstiger Fissurenmorphologie
> - bereits bestehenden Defekten am kontralateralen Molaren

Ein generelles Versiegeln bei jedem Kind entspricht nicht mehr einer zeitgemäßen, risikoabhängigen Betreuung. Die Versiegelung von Prämolaren ist sehr viel seltener erforderlich als die von Molaren.

Während in prophylaktisch gut betreuten Kollektiven nur noch ca. 20% der Kinder Versiegelungen benötigen, besteht in Deutschland mit seiner unzureichenden Kollektivprophylaxe wesentlich häufiger die Notwendigkeit zu dieser Maßnahme.

Patientenalter

Das Risiko an Karies zu erkranken unterliegt im Laufe des Lebens wechselnden Einflüssen, die eine Anpassung der prophylaktischen Maßnahmen begründen. Folgende Lebensabschnitte sind von besonderer Bedeutung und erfordern eine erhöhte Betreuungsdichte:

- 1.–2. Lebensjahr: Anleitung der Eltern zur täglichen, wirksamen Zahnreinigung als Bestandteil der routinemäßigen Körperpflege beim Kind

- 5.–7. Lebensjahr: Durchbruch der 6-Jahres-Molaren; erhöhte Anfälligkeit für Fissurenkaries während der Durchbruchzeit insbesondere vor Abschluss der posteruptiven Schmelzreifung

- 11.–14. Lebensjahr: Durchbruch der 12-Jahres-Molaren; erhöhte Anfälligkeit für Fissurenkaries während der Durchbruchzeit insbesondere vor Abschluss der posteruptiven Schmelzreifung

- Pubertät: häufig Vernachlässigung der Zahnpflege, da andere Dinge in dieser Zeit als wichtiger empfunden werden

- ab ca. 40.–50. Lebensjahr: erhöhtes Risiko der Wurzelkaries durch vermehrte Exposition von Wurzeloberflächen

- Senium: häufig nachlassende Zahnpflege infolge abnehmender manueller Geschicklichkeit verbunden mit vermehrter Exposition von Wurzeloberflächen; veränderte Lebens- und Ernährungsgewohnheiten, vermehrte Zahnabrasion und -attrition; verminderter Speichelfluss

Betreuungsdichte abhängig vom Lebensalter

> **!** Bei der Zugehörigkeit zu einer der o.g. Altersgruppen muss grundsätzlich von einem erhöhten Kariesrisiko ausgegangen werden.

Grenzziehung im Alter von 15–16 Jahren

Jede Altersstufe hat somit ihre besonderen zahnmedizinischen Risiken (Tab. 2). Trotzdem erscheint eine Grenzziehung im Alter von 15–16 Jahren besonders sinnvoll: Biologisch sollten zu diesem Zeitpunkt nicht nur Zahnwechsel und -durchbruch, sondern auch die Schmelzreifung abgeschlossen sein. Sozial-mental entschlüpft der Heranwachsende nun endgültig der Kontrolle der Eltern und muss selbst die Verantwortung für seine Zähne übernehmen lernen.

Risikofaktor	Bedeutung	Maßnahmen
Kinder		
Zähne im Durchbruch	Fissuren der Pflege noch nicht voll zugänglich	• besondere Fluorid- oder Chlorhexidinprophylaxe • besondere Aufmerksamkeit und Konsequenz beim Nachputzen durch die Eltern
retentive oder plaquebedeckte bzw. bereits verfärbte Fissuren	Bakterienreservoir, Zahngefährdung	Versiegelung oder erweiterte Versiegelung
schlechte Mundhygiene (Kinder < 9 Jahre)		• effizienten Plaqueentfernung durch elterliches Nachputzen • wenigstens einmal wöchentliche Zahnseidenanwendung zwischen den Milchmolaren und Molaren
Zahl der vorhandenen Füllungen/Defekte	gute prognostische Aussagekraft; unversorgte Karies an Milchmolaren führt zu einem dreimal (!) höheren Kariesrisiko für die bleibenden Zähne	
Mundatmung		ähnliches Risiko (durch vermehrte Plaque) wie reduzierter Speichelfluss bei Erwachsenen

Tab. 2
Altersspezifische Risikofaktoren und entsprechende Maßnahmen

Präventive Diagnostik

Risikofaktor	Bedeutung	Maßnahmen
Erwachsene		
Dentinexposition bzw. freiliegende Wurzeloberflächen		mehr bzw. höher dosierte Fluoridprophylaxe, vorzugsweise mit zinnfluoridhaltigen Präparaten
reduzierter Speichelfluss	höheres Kariesrisiko	• zusätzliches Zähneputzen bereits vor dem Essen • Bevorzugung speichelflussanregender, faserreicher Kost • nach dem Essen zunächst Kauen fluoridhaltiger Xylit-Kaugummis • danach erst Zahnpflege (nicht sofort nach dem Essen)

Tab. 2 *(Fortsetzung)*

Parodontitisrisikodiagnostik

Da in der Parodontologie kaum zwischen Krankheitsdiagnostik/Früherkennung und Risikodiagnostik unterschieden werden kann – und Letztere auch nicht mit hinreichender Sicherheit möglich ist, bietet sich eine praxisnahe Vorgehensweise an:

Praxisnahe Diagnostik

- klinische Befunde
- anamnestische Risikofaktoren
- biochemische und mikrobiologische Untersuchungen

Ohne erhöhte Taschenwerte lohnt sich kein weiterer Aufwand und kann dem Patienten auch nicht plausibel gemacht werden: Im Gegensatz zur Karies sind parodontale Veränderungen im Anfangsstadium *sicher* reversibel, sodass wir uns deren Auftreten quasi »leisten« können, ohne unsere Vorsorgepflicht zu verletzen.

> Noch mehr als in der Kariesrisikodiagnostik ist eine topische, zahnflächen- oder besser zahnseitenspezifische Risikobewertung erforderlich.

Klinische Befunde

Taschentiefenmessung

Basis-Screening-Methode

Als Basis-Screening-Methode hat sich die Taschentiefenmessung in Millimetern mindestens mesial und distal sowie an Furkationseingängen etabliert (Näheres s.u. unter PSI).

Bewertung

Erhöhte Taschenwerte sind wegen ihrer schwereren Pflegbarkeit sicherlich generell ein Risiko. Allerdings hängt die Bewertung davon ab, ob in der Vergangenheit bereits eine systematische Parodontaltherapie durchgeführt wurde: Da deren Erfolg nie eine Restitutio ad Integrum darstellt, machen nur noch eine Zunahme der Taschentiefe über die Zeit (ΔTt) oder das zusätzliche Vorliegen klinischer Entzündungszeichen ein verstärktes präventives oder gar therapeutisches Eingreifen erforderlich.

Klinische Aktivitätszeichen

Blut und Eiter als Zeichen der bakteriellen Aktivität

Blut beim Sondieren oder beim vorsichtigen Reinigen oder gar Eiterentleerung aus Taschen/Fistelgängen sind Zeichen dafür, dass die bakterielle Aktivität zurzeit die Abwehrkraft des Körpers lokal übertrifft und zahntragendes Gewebe irreversibel verloren gehen kann oder bereits verloren geht.

Bewertung

Diese Aktivitätszeichen deuten auf die Notwendigkeit therapeutischen Eingreifens hin. Für die Mitarbeiterin, die Patienten eigenständig präventiv betreut, sind sie zugleich Warnzeichen, die ein Hinzuziehen des Zahnarztes unabdingbar machen!

Präventive Diagnostik

Pflegehindernisse

Zahnstein, subgingivale Defektränder und Randimperfektionen von Restaurationen erschweren dem Patienten die Entfernung der pathogenen Bakterienplaque und sollten natürlich – wenn möglich – beseitigt werden.

> **Bewertung**
>
> Liegen trotz ausgeprägter Störfaktoren nur moderate Entzündungszeichen vor, ist das Parodontitisrisiko eher gering einzuschätzen und die Hoffnung groß, nach Entfernung der Pflegehindernisse gesunde Verhältnisse erreichen zu können.
>
> Eine hohe Taschenaktivität ohne Vorliegen solcher »erklärenden« Ursachen deutet hingegen auf ein hohes Parodontitisrisiko hin. Weiterführende diagnostische und therapeutische Maßnahmen sind indiziert.

Parodontaler Screening-Index (PSI)

Zusammengefasst werden diese klinischen Befunde im PSI, der zugleich pauschale Hinweise auf das Ausmaß der Therapiebedürftigkeit gibt. Er ersetzt mit seiner quadrantenweisen Grobeinstufung bei manifester Parodontitis aber keineswegs einen vollständigen Taschenbefund/Parodontalstatus, der erst die erforderliche zahnflächengenaue Verlaufsbeobachtung ermöglicht.

PSI: quadrantenweise Grobeinstufung

Der PSI wird an 4 bzw. 6 Messpunkten aller Zähne unter Einbeziehung von Implantaten ermittelt. Für die Messung wird eine Parodontalsonde verwendet, idealerweise eine WHO-Sonde (Abb. 4), deren kugelförmiges Ende eine Beurteilung von Restaurationsrändern und ein Ertasten von Konkrementen zulässt. Dokumentiert wird der höchste Code in einem Sextanten des Gebisses (Abb. 5–Abb. 10). Bei Kindern beschränkt man sich auf die Befundung der Zähne 16, 11, 26, 36, 31 und 46 (Abb. 11).

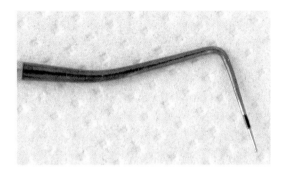

Abb. 4
WHO-Sonde zur Ermittlung des PSI

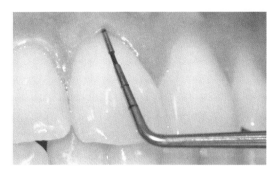

Abb. 5
Code 0: Das schwarze Band der Sonde bleibt an der tiefsten Stelle des Sulcus aller Zähne eines Sextanten sichtbar. Zahnstein oder defekte Restaurationsränder sind nicht festzustellen. Das Gewebe der Gingiva ist gesund, nach (vorsichtigem) Sondieren tritt keine Blutung auf.

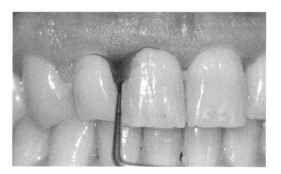

Abb. 6
Code 1: Das schwarze Band der Sonde bleibt an der tiefsten Stelle des Sulkus aller Zähne eines Sextanten sichtbar. Zahnstein oder defekte Restaurationsränder sind nicht festzustellen. Nach vorsichtigem Sondieren tritt eine Blutung auf.

Präventive Diagnostik

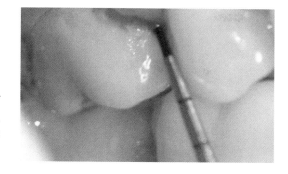

Abb. 7
Code 2: Das schwarze Band der Sonde bleibt an der tiefsten Stelle des Sulkus aller Zähne eines Sextanten sichtbar. Es lassen sich Zahnstein oder defekte Restaurationsränder feststellen.

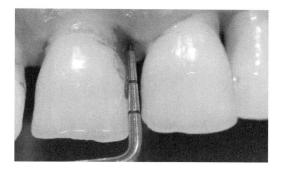

Abb. 8
Code 3: Das schwarze Band der Sonde bleibt an der tiefsten Stelle des Sulkus aller Zähne eines Sextanten nur teilweise sichtbar.

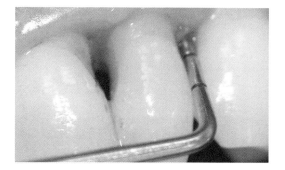

Abb. 9
Code 4: Das schwarze Band der Sonde verschwindet vollständig in der Tasche. Hiermit wird eine Sondierungstiefe von mehr als 5,5 mm gekennzeichnet.

Parodontaler Screening-Index (Erwachsene)		
Datum	Code-Werte	
	S 1	S 2	S 3
	S 6	S 5	S 4

Abb. 10
Dokumentation des PSI bei Erwachsenen

Parodontaler Screening-Index (Kinder)		
Datum	Code-Werte	
	16	11	26
	46	31	36

Abb. 11
Dokumentation des PSI bei Kindern

Anamnestische Risikofaktoren

Nikotinkonsum

Starke Raucher (mehr als 10 Packyears [täglicher Zigarettenkonsum in Packungen × Anzahl Jahre des Konsums], z.B. 1 Packung täglich über mehr als 10 Jahre) haben gegenüber Nichtrauchern ein etwa 2,5-faches Risiko, an Parodontitis zu erkranken. Damit ist das Rauchen der wichtigste beeinflussbare Parodontitisrisikofaktor. Nicht nur die Erkrankungsrate, sondern auch die Therapieergebnisse sind – unabhängig von der Art der Behandlung – bei Rauchern deutlich schlechter. Kommt überdies noch eine genetische Disposition hinzu (S. 36), verstärken sich die Risiken wechselseitig. In diesen Fällen erhöht sich das Erkrankungsrisiko um das 7,7-Fache gegenüber einem Nichtraucher ohne genetische Parodontitisdisposition.

Wichtigster beeinflussbarer Parodontitisrisikofaktor

> **Bewertung**
>
> Bei mehr als 10 Zigaretten täglich ist von einem erhöhten Parodontitisrisiko auszugehen. Allerdings können ehemalige Raucher – nur bezogen auf die parodontale Situation! – bereits nach wenigen Wochen mit Nichtrauchern gleichgesetzt werden.

Diabetes mellitus

An Diabetes erkrankte Patienten haben ein deutlich erhöhtes Risiko, an Parodontitis zu erkranken. Parodontitis gilt heute neben vielen anderen als eine anerkannte Komplikation des Diabetes. Als Ursachen für die Entstehung einer Parodontitis bei Diabetikern gelten:

Parodontitis als Diabeteskomplikation

- Störungen der Immunabwehr,
- Störungen des Kollagenstoffwechsels und
- eine erhöhte Infektionsanfälligkeit.

Vieles spricht dafür, dass sich die beiden Krankheitsbilder wechselseitig beeinflussen. So kann auch eine Parodontalbehandlung die Arbeit des Internisten beim Einstellen der Zuckerwerte erleichtern.

Wechselseitige Beeinflussung

Für die Diagnostik bedarf es einer sorgfältigen Anamnese und einer internistischen Untersuchung.

> **Bewertung**
>
> Das parodontale Erkrankungsrisiko korreliert mit Dauer und Schwere des Diabetes.

Psychosozialer Stress

Stresssituationen sind ein Risikofaktor für viele Erkrankungen. Über die offensichtlichen Risiken hinaus, die sich z.B. aus einem akuten Blutdruckanstieg beim Herzkranken ergeben, befasst sich die noch vergleichsweise junge Wissenschaft der Psychoneuroimmunologie mit den Auswirkungen eines Dauerstresses auf das Immunsystem. So

Stress, Infektabwehr, parodontaler Zustand

sind beispielsweise Interaktionen über Hormone und Neurotransmitter möglich. Es scheint daher plausibel, dass eine solchermaßen dauerhaft herabgesetzte Infektabwehr den parodontalen Zustand beeinflussen kann.

> **Bewertung**
>
> Schwere und lang andauernde Stresszustände sind pathophysiologisch relevant. Dagegen ist der Stress, dessen Beklagen eine verbreitete Modeerscheinung geworden ist, zurückhaltend zu bewerten.

Mikrobielle und biochemische Faktoren

Mikroorganismen

Unspezifische und spezifische Plaquehypothese

Bei der Entstehung von Parodontalerkrankungen wurde zunächst angenommen, dass eine ausreichend lange »Einwirkdauer« unspezifischer Bakterienbeläge am Gingivalsaum bereits die Zerstörung parodontaler Gewebe zur Folge habe. Demgegenüber gilt heute als gesichert, dass nur ganz spezifische periopathogene Keime krankheitsauslösend wirken. Das Wissen über die Zusammensetzung des subgingivalen Biofilms kann eine wertvolle Hilfe bei der Einschätzung des Erkrankungsrisikos und der Prognose sein und liefert ggf. eine Entscheidungshilfe zum Einsatz von Antibiotika in der Parodontitistherapie.

Markerkeime

Bestimmten Keimen, insbesondere einigen gramnegativen Anaerobiern kommt bei der Parodontitisätiologie eine Schlüsselrolle zu (Markerkeime). Dazu zählen insbesondere:

- AGGREGATIBACTER (ACTINOBACILLUS) ACTINOMYCETEMCOMITANS (A.a.)
- PORPHYROMONAS GINGIVALIS (P.g.)
- TANNERELLA FORSYTHENSIS (BACTEROIDES FORSYTHUS, B.f.)
- TREPONEMA DENTICOLA (T.d.)
- PREVOTELLA INTERMEDIA (P.i.)

Die Keimdiagnostik erfolgt am einfachsten durch DNA-Sonden- oder Gensondentests, die im Handel erhältlich sind. Die Durchführung ist denkbar einfach: Nach Entfernung supragingivaler Plaqueanteile wird eine sterile Papierspitze bis an den Fundus der Tasche eingeführt und dort für exakt 10 Sekunden belassen. Danach wird sie in ein Versandröhrchen gegeben und in das Untersuchungslabor geschickt. Die Proben sollten an den jeweils tiefsten Taschen entnommen werden (Prinzip des »recording of the worst finding«).

DNA-Sonden-Test

> Cave: Bei Eiterentleerung aus der Tasche und marginaler Abszessbildung ist das Verfahren nicht indiziert.

Vorteile des DNA-Sonden-Tests sind:

Vorteile

- Es können sowohl einzelne Taschen (»Single-Site-Verfahren«) als auch gepoolte Proben für einen Gesamtüberblick (»Multi-Site-Test«) untersucht werden.
- Die hohe Spezifität und niedrige Nachweisgrenze – bereits 10^3 Keime in der Tasche ermöglichen einen Nachweis – sind ebenfalls als Besonderheit des Verfahrens hervorzuheben.
- Die Handhabbarkeit ist einfach und für den Versand sind keine Besonderheiten zu beachten, da bei diesem Nachweisverfahren keine lebenden Keime benötigt werden (keine Bakterienkultivierung).

Als Nachteile können gelten:

Nachteile

- Die Testergebnisse sind erst nach 8–10 Tagen verfügbar, sodass die Ergebnisse erst mit einer zeitlichen Verzögerung vorliegen.
- Der Test ist relativ teuer. So betragen die reinen Laborkosten ca. 50,– bis 200,– Euro, das zahnärztliche Honorar kommt noch hinzu. Daher sollte der Test unter Berücksichtigung der Kosten-Nutzen-Relation auf Indikationen beschränkt bleiben, bei denen sich mit hoher Wahrscheinlichkeit eine therapeutische Konsequenz im Sinne einer adjuvanten antibiotischen Therapie ergeben wird. Im Rahmen des routinemäßigen Risikoscreenings sind Gensondentests in der Regel nicht angezeigt.

Sets im Handel erhältlich — Komplette Test- und Versandsets wie der Meridol-Gensonden-Test (Gaba), Perio-bac (De Trey) oder MicroDent (Hain Diagnostika) werden im Handel angeboten und sind dort oder direkt über die Untersuchungsinstitute zu beziehen.

> **Bewertung**
>
> Ähnlich wie bei den Kariesmarkerkeimen führt die Anwesenheit bestimmter Keime keineswegs zwingend zur Entstehung oder zum Voranschreiten einer Parodontalerkrankung. Das Fehlen periopathogener Schlüsselkeime ist demgegenüber ein relativ sicherer Indikator für parodontale Stabilität.

Genetische Disposition

Jeder Parodontitis liegt ein Entzündungsprozess zugrunde. Schweregrad und Verlauf der Entzündung hängen dabei nicht nur von der Virulenz der verursachenden Erreger, sondern auch maßgeblich von der Immunreaktion des Organismus ab. Diese wiederum ist an die Produktion bestimmter Entzündungsmediatoren, der Interleukine, gekoppelt. Individuell können die Interleukintypen variieren. Dabei lässt sich anhand einer molekularbiologischen Genanalyse von zellulärem Abstrichmaterial feststellen, ob ein Patient zur Darstellung eines parodontitisassoziierten Interleukintyps neigt.

Interleukintyp und Parodontitis

Diagnostik — Der GenoType®-PRT-Test (Hain Diagnostika) wird eingesetzt, um die genetische Disposition zur Entwicklung einer Parodontitis zu evaluieren. Dazu wird ein steriler Abstrichtupfer rund 20–30 Sekunden über die Wangenschleimhaut gestrichen. Diese Probe wird zur Auswertung an ein Diagnostiklabor geschickt. Wird ein bestimmter Genotyp festgestellt (Produktion von Interleukin 1-β), liegt ein »genotyp-positiver« Befund vor.

Vorteile — Die Genauigkeit bei der Bestimmung des Genotyps ist sehr hoch und der Versand des Testmaterials einfach, wobei allerdings eine zu lange Transportdauer und Überhitzung vermieden werden sollten. Die Testsets des GenoType® PRT (Hain Diagnostika) werden zunächst kostenlos angeliefert und erst bei Durchführung der Tests berechnet, sodass keine Vorfinanzierungskosten entstehen.

Ein routinemäßiges Screening jedes Prophylaxepatienten wäre zwar wünschenswert, jedoch bleibt der Test wegen der vergleichsweise hohen Kosten (ca. 50,– Euro zzgl. Honorar) Spezialindikationen vorbehalten.

Nachteile

> **Bewertung**
>
> Das Risiko, an Parodontitis zu erkranken, ist bei positiven Patienten um etwa das 2,5-Fache höher als bei negativen. In Verbindung mit weiteren Risikofaktoren (»Suicide Smoking«, schlechte Mundhygiene, Vorhandensein periopathogener Keime) findet sich eine hohe Korrelation mit dem klinischen Bild.

Hygieneindizes

Optimierung der Mundhygiene

Die Basis jeglicher Vorbeugung ist die häusliche Mundhygiene. Die wichtigsten Methoden zur Bestimmung des zahn- oder noch genauer des zahnflächenbezogenen Risikos sind daher Plaque- und Blutungsindizes, von denen verschiedene in Gebrauch sind. Ihre Erhebung ist Aufgabe der Helferin. Während Plaqueindizes anzeigen, wo aktuell Pflegedefizite vorliegen, zeigt der Blutungsindex, wo durch längere und wiederkehrende Vernachlässigung bereits eine Blutungsneigung aufgrund von Gingivitis oder gar Parodontitis aufgetreten ist.

Plaque- und Blutungsindizes

> Patienten, die nur vor dem Zahnarztbesuch gründlich putzen, haben einen geringen Plaqueindex, aber hohe Blutungswerte.

Die Dokumentation geschieht in speziellen Gebissschemata, in die man die Messungen aus mehreren aufeinanderfolgenden Prophylaxesitzungen eintragen kann. Zusätzlich wird für jede Sitzung aus den Einzelmessungen ein Gesamtwert errechnet. So sind die Ergebnisse leicht vergleichbar und der Behandler kann erkennen, ob die Prophyla-

Dokumentation im Verlauf

xeberatung Erfolg hatte oder nicht. Verbesserungen im Indexwert sind aber auch eine wichtige Motivationshilfe insbesondere für Kinder.

Mindestens ebenso wichtig wie der Indexwert ist für den Patienten, zu wissen, wo er nun seine besonderen Risikozonen bzw. pflegetechnischen Problemzonen hat. Hier bieten sich räumliche Beschreibungen an (Tab. 3), aus denen man dann jeweilige Änderungsvorschläge für die Zahnpflege ableitet. Sollen die Aufzeichnungen als Pflegeanleitung für den Patienten dienen, müssen sie in einem Gebissschema und vor allem spiegelverkehrt eingetragen sein, damit der Patient, der das Blatt an seinen häuslichen Badezimmerspiegel hängt, ohne Umdenken die eingezeichneten Stellen in seinem Mund wiederfinden kann.

Anleitungen für den Patienten

Typische Pflegedefizite bzw. Plaqueverteilungsmuster	Abhilfe
letzte OK-Molaren buccal	Mund halb schließen, Unterkiefer zur gleichen Seite schwenken, um Platz für die Zahnbürste zu schaffen
UK-Molaren lingual	• Zunge locker lassen • Bürste parallel zur Zahnreihe ansetzen
Zervikalsäume	• Bürste weiter zervikal ansetzen; wenn sie leicht verrutscht, häufig neu ansetzen • Anwinkelung zum Zahnfleisch • Mehrkopfzahnbürste
Fronten buccal – zervikal	Lippen locker lassen
Fronten buccal – unsymmetrisch	beim Umsetzen der Bürste nichts auslassen, vielmehr überlappend arbeiten
approximale Eingangstrichter	• horizontaler Bürstenansatz für bessere approximale Eindringtiefe • kleine Vibrationsbewegungen • Bürste mit unterschiedlich langen Borstenbüscheln oder mit dünn auslaufenden Borsten • immer: zusätzliche Interdentalpflege

Tab. 3
Pflegeanleitungen für typische Risikozonen

Gebräuchlichste Indizes

Plaqueindex nach Quigley-Hein

Beim Plaqueindex nach Quigley-Hein (QHI) wird die Plaque nach Einfärbung mit einem Plaquerevelator bewertet. Berechnet wird der Index mit der Formel:

Stärke des Plaquebefalls pro Zahn

> Summe der Bewertungsgrade dividiert durch die Zahl der bewerteten Zähne

Der Vorteil dieser Methode liegt in der relativ genauen und differenzierten Bewertung des Plaquebefalls, bei der 6 Grade unterschieden werden (Abb. 12):

6 Grade

- Grad 0: keine Plaque
- Grad 1: einzelne Plaqueinseln
- Grad 2: durchgängige Plaquelinie am Zahnsaum
- Grad 3: Plaque im zervikalen Drittel
- Grad 4: Plaque im mittleren Drittel
- Grad 5: Plaque im koronalen Drittel

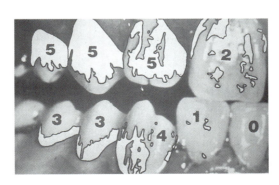

Abb. 12
Plaquebewertung nach Einfärbung mit einem Plaquerevelator

Hygieneindex nach O'Leary

Beim Hygieneindex (HI) nach O'Leary wird die Plaque ebenfalls nach Einfärbung mit einem Plaquerevelator bewertet. Für eine möglichst genaue Bewertung sollte der Plaquebefall an 4 Flächen je Zahn (oral,

Plaquebefall an 4 Flächen je Zahn

fazial, mesial, distal) erfasst werden. Die Befunde können in einem Zahnschema entsprechend einer einfachen Ja/Nein-Entscheidung als »+« (Plaque vorhanden) oder »–« (keine Plaque) eingetragen werden (Abb. 13). Berechnet wird der Index nach der Formel:

> Zahl der positiven Stellen × 100 dividiert durch Gesamtzahl der Messstellen

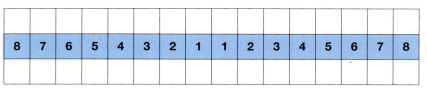

Abb. 13
Zahnschema zur Eintragung der Befunde

Der Vorteil dieser Methode besteht in der einfachen und relativ schnellen Indexerhebung, mit der individuelle Problemzonen ermittelt und die Hygieneentwicklung beurteilt werden kann.

Approximalraumplaqueindex nach Lange

Plaquebeurteilung quadrantenweise

Beim Approximalraumplaqueindex (API) nach Lange wird die Plaque nach Anfärbung quadrantenweise jeweils nur auf einer Seite (im ersten und dritten Quadranten oral, im zweiten und vierten fazial) beurteilt. Positive Befunde werden im Schema (Abb. 14) mit einem »+« vermerkt, negative mit einem »–«. Der API berechnet sich aus der Formel:

> Summe der positiven Stellen × 100 dividiert durch die Summe der gemessenen Stellen

Präventive Diagnostik

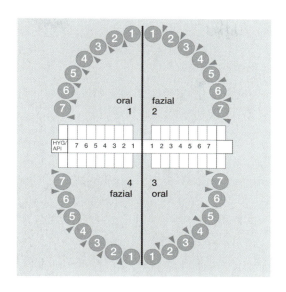

Abb. 14
Schema zum Eintragen der Befunde beim Approximalraumplaqueindex

Visible-Plaque-Index nach Ainamo

Beim Visible-Plaque-Index (VPI) nach Ainamo wird die Plaque auf den bukkalen Zahnflächen ohne (!) Anfärbung nach Trockenlegung und Ausleuchtung mit Kaltlicht beurteilt. Die Ja/Nein-Entscheidung wird danach getroffen, ob Plaque sichtbar bzw. nicht sichtbar ist. Der VPI berechnet sich nach folgender Formel:

Plaquebeurteilung ohne Anfärbung

> Summe der positiven Stellen × 100 dividiert durch Summe der gemessenen Stellen

Plaquerevelatoren

Die von Natur aus zahnfarbene Plaque ist gerade für Laien anfangs schwer zu erkennen. Sie kann durch Färbemittel (Revelatoren) sichtbar gemacht werden.

Plaquerevelatoren machen Mundhygienedefizite sichtbar. Sie dienen der Diagnostik bei der Erstellung von Mundhygieneindizes, der Patientenmotivation und -instruktion und zur Überprüfung vor allem der Selbstkontrolle der Effizienz von Mundhygienemaßnahmen.

Nutzen

Wirkstoffe

Die Wirkstoffe der Plaquerevelatoren sind:

- Erythrosin, Brilliant Blue (einzeln oder kombiniert in Zwei-Komponenten-Präparaten)
- Natrium-Fluorescin (zum Beleuchten mit einem Fluoreszenzlichtgerät, bei Tageslicht unsichtbar)
- Lebensmittelfarben

Zwei-Komponenten-Präparate färben unterschiedlich alte Plaqueanteile in verschiedenen Farben: Junge Plaque erscheint rot, während sich Beläge, die älter als 3 Tage sind, blau färben. Im Erwachsenenalter haben sich die bei Tageslicht unsichtbaren Natrium-Fluorescin-Präparate gut bewährt.

Einsatz unbedenklich

Plaquefärbepräparate unterliegen den im Lebensmittelgesetz geregelten Zulassungsbestimmungen. Ihr Einsatz ist daher unter dem Aspekt der Gesundheitsgefährdung völlig unbedenklich. Gelegentlich ist es sinnvoll, die Patienten vor einer Einfärbung hierüber zu informieren.

Das Einfärben von Belägen ist eine hervorragende Motivationshilfe für Patient und Behandler, es macht den Erfolg der Mundhygienebemühungen sichtbar. Das räumliche Nebeneinander von Plaque und sichtbaren Symptomen (z.B. Demineralisation, Gingivitis, Zahnfleischbluten) führen dem Patienten den ursächlichen Zusammenhang zwischen Belag und Krankheit eindrucksvoll vor Augen.

Nachteile

Ein Nachteil der Plaquerevelatoren besteht darin, dass eine Bewertung subgingivaler Beläge nicht möglich ist. Auch führen die Tablettenpräparate (insbesondere Erythrosintabletten) neben der Plaqueeinfärbung zu einer lang anhaltenden Rötung von Zunge und Schleimhäuten. Vorsorglich sollten die Lippen vor der Anwendung durch Vaseline oder einen Fettstift vor Einfärbung geschützt werden.

Hilfsmittel

Für alle Indizes werden Watterollen, Luftbläser, ggf. Plaquerevelatoren oder Kaltlicht benötigt.

Auswertung

> Für alle Indizes kann angenommen werden:
> - Grad 0–1 (QHI) bzw. < 20% (HI, API, VPI): geringes Risiko
> - Grad 2–3 (QHI) bzw. > 20% < 40% (HI, API, VPI): mittleres Risiko
> - Grad 4–5 (QHI) bzw. > 40% (HI, API, VPI): erhöhtes bis hohes Risiko

Auswertung und Dokumentation

Dokumentation zahnmedizinischer Risikobefunde

Die Zahl der im Rahmen der Risikodiagnostik ermittelten Einzelbefunde ist in der Regel groß und ihre Zusammensetzung komplex. Aus diesem Grunde hat sich die Dokumentation in speziellen Risikoprotokollen bewährt. Sie erspart zeitaufwendiges Suchen und Zurückblättern in Karteiaufzeichnungen, ist übersichtlich und ermöglicht für Verlaufsbeobachtungen einen schnellen Vergleich mit vorangegangenen Ergebnissen.

Verwendung von Risikoprotokollen

Darüber hinaus sind gute Risikoprotokolle so gestaltet, dass bereits mit der Aufzeichnung der ermittelten Befunde eine Bewertung erfolgt. Ein separates, zeitaufwendiges Interpretieren erübrigt sich dadurch.

Zur Veranschaulichung seien unsere eigenen Risikobestimmungsbögen vorgestellt (Abb. 15 und 16): Für jeden Risikofaktor wird eine Einschätzung vorgenommen, ob das Risiko niedrig, mittel oder hoch ist und die jeweilige Spalte z.B. mit einem Farbkringel markiert. Je nachdem, wie die Markierungen über die drei Risikostufen verteilt sind, lässt sich so rein optisch eine Gesamtrisikoabschätzung vornehmen und dem Patienten visualisieren.

In einem zweiten Schritt können dann von den Einzelfaktoren mit erhöhtem Risiko geeignete risikosenkende Maßnahmen schlüssig abgeleitet werden. Sie werden durch Ankreuzen im Maßnahmenkatalog festgehalten.

Risikoeinteilung – Jugendliche und Erwachsene

Risikobestimmung für: ………. ………….

Risiko	gering	mäßig	hoch
Kariesrisiko			
[ ] Kariesneubefall/Jahr	0	< 1 neue Läsion	> 1 neue Läsion
[ ] Progression vorhandener Läsionen	keine/Remineralisierung	Läsionen größer	schnell, im Röntgen sichtbar
[ ] Aktivität/Lokalisation der Läsionen	inaktiv	aktiv; typische Lokalisation	aktiv; oral, UK-Front
[ ] Dentinexposition	nein	ja, vom Patienten pflegbar	ja, schwer pflegbar
[ ] Pflegehindernisse	nein	vereinzelte/geringe	gravierende
[ ] Fluoridanamnese	Pasta + Gel, Salz	Fluorid-Zahnpasta	unzureichend
[ ] Mundhygiene/Motivation	exzellent: ZB + …	gut: 2 × tgl. korrekt	unzureichend
[ ] Zwischenmahlzeiten/Tag	keine	1–2	> 3
[ ] Speichelfluss (ml/5 min)	unauffällig	unauffällig	unauffällig
[ ] Streptococcus mutans	0	ja	> 1.000.000
[ ] Streptococcus mutans × PFRI	niedriges Risiko	Risiko	Hochrisiko
Parodontitisrisiko			
[ ] Δ Taschentiefen	reduziert	gleichbleibend	zunehmend
[ ] Taschentiefen	keine	3 mm	> 4 mm
[ ] Bluten beim Sondieren	0–15%	20–25%	> 30%
[ ] aktive Taschen	–	–	ja
[ ] harte Beläge	Zahnstein UK Inzisivi/OK 6er	Zahnstein multipel	Konkremente
[ ] Furkationsbeteiligung	–	gering/nur UK	stark/auch OK-Molaren
[ ] Rauchen	–	–	ja
Recall	1–2 ×/Jahr	4 ×/Jahr	6–8 ×/Jahr

(Anfangs- und Verlaufsrisiko)

Maßnahmenkatalog

Patienteninformation über ………………………………………………………………………

Maßnahmen Patient
- [ ] Intensivfluoridierung mit ………………
- [ ] CHX-Kur
- [ ] Zwischenraumpflege mit ………………
- [ ] Problemzonenpflege nach Modell
- [ ] Pflegetagebuch
- [ ] Ernährungsumstellung ………………
- [ ] Ernährungsprotokoll
- [ ] Xylitkaugummi

Maßnahmen Praxis (* = kostenpflichtig):
- [ ] topische Intensivfluoridierung
- [ ] CHX-Lack-Anwendung
- [ ] *Mundhygienekontrolle
- [ ] *Herstellung von Schaumodellen
- [ ] *professionelle Zahnreinigung
- [ ] *Ernährungsberatung
- [ ] *neuerliche Risikobestimmung:
- [ ] Recall-Intervall: …………

Abb. 15
Risikobestimmung bei Jugendlichen und Erwachsenen. Kostenloser Download des Formulars unter www.spitta.de/Fachbuch/916731

Präventive Diagnostik

Risikoeinteilung – Kinder bis 15 Jahre

Risikobestimmung für: ....

Risiko	gering	mäßig	hoch
Kariesrisiko			
[ ] vorhandene Füllungen/Karies	0	1–4 an Fissuren/Grübchen	> 5, auch approximal
[ ] Kariesneubefall/Jahr	0	< 1 neue Läsion	> 1 neue Läsion
[ ] Progression vorhandener Läsionen	keine/Remineralisierung	Läsionen größer	schnell, im Röntgen sichtbar
[ ] Aktivität/Lokalisation der Läsionen	inaktiv	aktiv; typische Lokalisation	hochaktiv
[ ] Zähne im Durchbruch	nein	ja, gut gepflegt	ja, plaquebedeckt
[ ] Fissuren Form/MH/Versiegelung	günstig/gut oder versiegelt	günstig/?/nicht versiegelt	ungünstig/nicht versiegelt
[ ] Mundatmung	nein	ja	ja
[ ] Fluoridanamnese	Pasta + Gel, Salz	Fluorid-Zahnpasta	unzureichend
[ ] Mundhygiene/Motivation Kind	3 × tgl. exzellent	gut: 2 × tgl. korrekt	unzureichend
[ ] Mundhygiene/Motivation Eltern	exzellent, Zahnbürste + Zahnseide	gut: 2 × tgl. korrekt	unzureichend
[ ] Zwischenmahlzeiten/Tag	keine	1–2	> 3
[ ] Streptococcus mutans	0	ja	> 1.000.000
[ ] Streptococcus mutans × PFRI	niedriges Risiko	Risiko	Hochrisiko
Parodontitisrisiko			
[ ] Taschentiefen	keine	> 3 mm 6er/1er	> 4 mm
[ ] harte Beläge	keine	Zahnstein	Konkremente
[ ] Rauchen	–	–	ja
Recall	1–2 ×/Jahr	4 ×/Jahr	6–8 ×/Jahr

(Anfangs- und Verlaufsrisiko)

Maßnahmenkatalog

Patienteninformation über ....

Maßnahmen Patient
- [ ] Intensivfluoridierung mit ....
- [ ] CHX-Kur
- [ ] Zwischenraumpflege mit ....
- [ ] Problemzonenpflege nach Modell
- [ ] Pflegetagebuch
- [ ] Ernährungsumstellung ....
- [ ] Ernährungsprotokoll
- [ ] Xylitkaugummi

Maßnahmen Praxis (* = kostenpflichtig):
- [ ] topische Intensivfluoridierung
- [ ] CHX-Lack-Anwendung
- [ ] *Mundhygienekontrolle
- [ ] *Herstellung von Schaumodellen
- [ ] *professionelle Zahnreinigung
- [ ] *Ernährungsberatung
- [ ] *neuerliche Risikobestimmung:
- [ ] Recall-Intervall: ....

Abb. 16
Risikobestimmung bei Kindern. Kostenloser Download des Formulars unter www.spitta.de/Fachbuch/916731

Cariogram®

Darüber hinaus ist inzwischen auch einige Software zur Dokumentation von Risikobefunden erhältlich. Besonders eindrücklich ist das von Prof. Bratthall, Malmö, entwickelte »Cariogram®«. Nach Eingabe der Werte von insgesamt 10 Risikofaktoren (z.B. Ernährungsqualität, Plaquemenge, Speicheleigenschaften, Keimkonzentration) generiert die Software ein Tortendiagramm, in dem die einzelnen Sektoren das Zusammenwirken der verschiedenen Risikofaktoren zeigen. Im Hintergrund wird ein auf jede Risikokonstellation abgestimmter Therapieplan erstellt, welcher sich durch Anklicken des entsprechenden Buttons aufrufen und (ggf. zusammen mit dem Tortendiagramm) sofort für den Patienten ausdrucken lässt.

Risikofaktoren im Tortendiagramm

Spider Web®

Eine auf die Parodontitisrisiken bezogene Entsprechung des Cariograms® ist das »Spider Web®«-Diagramm von Prof. N. P. Lang, Bern. Es bewertet 6 verschiedene Risikoparameter (Blutung, Taschentiefe, Attachmentverlust, Zahnverlust sowie Umwelt- und genetische Faktoren), welche in ein hexagonales Diagramm eingetragen und durch eine Linie verbunden werden. Die dadurch entstehende Fläche gestattet eine Berechnung des Parodontitisrisikos und stellt es gleichzeitig auch grafisch dar (Lang und Ramseier).

Hexagonales Diagramm der Parodontitisrisiken

Oral Health Manager®

Eine Weiterentwicklung, basierend auf einer Kombination aus Cariogram® und Spider Web®, ist der Oral Health Manager®. Er bietet über die grafische Risikodarstellung hinaus auch eine Maßnahmen- und Recall-Verwaltung. Eigens für die Arbeit mit diesem Programm werden spezielle Kurse für Zahnärzte und Prophylaxepersonal angeboten.

Präventive Interventionsmöglichkeiten

Sowohl Karies als auch Parodontitis sind plaqueinduziert. Daher ist vor allen anderen Prophylaxemaßnahmen eine Plaquekontrolle die medizinische Basis oraler Prävention. Sie setzt eine grundlegende Motivation und Bereitschaft des Patienten voraus (wie man diese erzeugt, s. Kap. 3), ohne die präventive Betreuung nicht möglich ist.

Plaquekontrolle als Basis

Kaum jeder 10. Erwachsene weist eine Mundhygiene auf, die ihn wirklich vor Karies und Parodontitis schützt. Durch Mundhygieneberatung und regelmäßige Remotivierung lässt sich der Anteil dieser Patienten auf maximal ein Viertel der Patienten einer Praxis steigern. Das bedeutet: Die meisten Patienten benötigen zur Gesunderhaltung regelmäßig professionelle Fürsorgemaßnahmen, allen voran eine professionelle mechanische Zahnreinigung (PZR).

Meistens professionelle Zahnreinigung notwendig

> Prophylaxeerfolg (= Mundgesundheit) kann nicht beim Zahnarzt »eingekauft« werden: Eine tägliche Eigenleistung des Patienten ist die notwendige Basis für eine erfolgreiche professionelle Betreuung.

Häusliche Mundhygiene

Die Mundhygieneberatung ist die hohe Schule der Prophylaxebetreuung, da sie von der Prophylaxehelferin neben profundem fachlichem Wissen und praktischer Erfahrung in Auswahl und Anwendung der Pflegemittel auch viel psychologisch-pädagogisches Geschick erfordert. Ein entsprechendes Beratungskonzept wird in Kap. 3 erläutert. Hier geht es zunächst darum, wie eine wirksame Mundhygiene aussieht und welche Mittel und Methoden dazu erforderlich sind.

Ziel der Mundhygiene

Plaqueentfernung, Fluoridzufuhr

Das Ziel der häuslichen Mundhygiene ist eine möglichst vollständige Plaqueentfernung. Gelänge diese, würde sie theoretisch einmal am Tag ausreichen. Da aber die wenigsten Patienten »optimal« putzen, wird eine mehrmals tägliche niederdosierte Fluoridzufuhr mittels Zahnpasta erforderlich.

> Daher gilt als praxisnahe Empfehlung, die Zahnpflege wenigstens 2–3-mal täglich durchzuführen.

Prädilektionsstellen

Falsche Putztechnik

Die Verwendung einer Zahnbürste ist bei den meisten Patienten eine Selbstverständlichkeit. Allerdings wird die Zahnbürste bei 90% der Patienten unreflektiert angewendet – so, wie sie es in der Kindheit gelernt haben: Geputzt wird mit schrubbenden Bewegungen das, was aus dem Zahnfleisch rausschaut. Damit werden Ritzen und Spalten übersprungen und nur die Glattflächen effektiv gereinigt. Zeigen sogar die Glattflächen Karies, ist dies ein Hinweis auf besonders luschiges Putzen. Überstehende Füllungsränder und Zahnstein müssen natürlich entfernt werden, damit der Patient überhaupt Erfolg haben kann.

Prädilektionsstellen

Typische Prädilektionsstellen für Karies und Parodontitis sind:

- Zervikalsaum
- Approximalraum und
- Fissuren.

Backenzähne häufiger betroffen

Da die Backenzähne nicht nur pflegetechnisch schlechter erreichbar und der Putzerfolg schlechter kontrollierbar ist, sondern die Approximalräume der breiten Molaren viel größere Retentionsnischen darstellen als die schmalen Berührungsflächen der anterioren Zähne, steigt das Erkrankungsrisiko »mit dem Abstand zur Nasenspitze«.

Zervikalsaum

Der buccale und orale Zervikalsaum/Sulcus ist mit einer Zahnbürste erreichbar, aber nur bei adäquater, gezielter Bürsttechnik.

Approximalräume von Seitenzähnen sind mit einer Zahnbürste nie vollständig zu reinigen und nur mittels geeigneter Zwischenraumpflegemittel sicher gesund zu erhalten. Diese verwendet nur ein sehr geringer Teil der Bevölkerung – auch heute noch.

Approximalräume

Flache Fissuren können mit einer guten Bürsttechnik durchaus erreicht und gesund gehalten werden. Tiefe Fissuren können auch mit bester Putztechnik nicht sicher vor Karies bewahrt werden – hier hilft dann nur eine Versiegelung.

Fissuren

Besonders verbreitete Pflegeproblemzonen sind in Tab. 3, S. 38 zusammengefasst.

Zeitgemäßes Zähnebürsten

Die Zahnbürste ist nicht nur das unverzichtbare Basispflegeinstrument, sie bleibt oft auch das einzige, weil Zahnseide oder Interdentalbürste in der Anwendung als zu schwierig oder schlicht als zu lästig empfunden werden. Um so wichtiger ist es, die Anwendung der Zahnbürste zu optimieren.

Basispflegeinstrument Zahnbürste

Zahnbürsttechnik

Wird die Bürste mit großen Bewegungen über die Zahnreihe geführt, werden auf den Kauflächen nur die Höcker, nicht aber die Fissuren gereinigt. Oral und vestibulär scheuern die Borsten nur über die Vorwölbungen der Zähne und über das Zahnfleisch, was auf Dauer Putztraumata an der Zahnhartsubstanz und Rezessionen am Zahnfleisch verursacht. Ganz egal, ob Kreisbewegungen, horizontales Schrubben oder Rollbewegungen in »Rot-Weiß«-Richtung, also vom Zahnfleisch zum Zahn ausgeübt werden: Immer springen die Borsten entweder über die horizontalen Ritzen (Sulkus) oder die vertikalen (Approximalspalt) oder über beide hinweg.

Unzureichende Techniken

Nur kleinste stationäre Rüttelbewegungen, bei der die Borsten auf der Stelle vibrieren, sorgen (bei korrekter Positionierung und Anwinklung des Bürstenkopfes) dafür, dass einzelne Borsten bestmöglich sowohl in den Sulcus als auch in den Approximalraum hinein reinigen. Und

Stationäre Rüttelbewegungen sind wesentlich

zwar gleichzeitig! Auch die Fissurentiefen können nur so optimal erreicht werden.

> Diese Vibrationstechnik hat der ehemals verwirrenden Vielzahl an Zahnbürsttechniken ein Ende bereitet!

Auswischbewegungen überflüssig

Worauf es ankommt, ist das mechanische Lösen der festhaftenden Plaque. Gelöste Partikel werden von den Tensiden der Zahnpasta ummantelt und damit unschädlich gemacht und können problemlos am Ende des Putzens ausgespült werden. »Auswischbewegungen« sind also überflüssig.

> Also: einfach Bürste in die »Ritzen« (Fissuren, Sulcus, Approximalräume) hineinführen, vibrieren, umsetzen zur nächsten Stelle!

Keine Zahnfleischmassage

Eine »Zahnfleischmassage« ist medizinischer Blödsinn, es sind hierfür also auch keine separaten Hilfsmittel oder Techniken erforderlich: Massage nützt Muskeln, nicht Epithelgewebe, und die Gingiva als eines der bestdurchbluteten Körpergewebe benötigt keine Stimulation. Bestenfalls ist dieser Begriff von pädagogischem Wert, wenn es darum geht, bei bestehendem Zahnfleischbluten dieses noch zu stimulieren (was man ja bei keiner anderen Körperwunde machen würde), damit es nach wenigen Tagen – infolge der Plaqueentfernung aus dem Sulcus – verschwindet.

Zahnbürsten

Optimale Bürstenformen

Die Erkenntnis, dass die Effektivität des Putzens davon abhängt, wie tief die Borsten in die vorhandenen Spalträume eindringen, fand auch beim Design moderner Zahnbürsten Berücksichtigung: Einzelne, längere Borstenbüschel oder noch besser dünn auslaufende Borsten ermöglichen ein tieferes Eindringen in die Zahnzwischenräume. Doch Vorsicht: Werden mit Bürsten, die unterschiedlich lange Borsten haben, Schrubbbewegungen ausgeführt, kommt es verstärkt zu Zahnfleischverletzungen. Von allen zurzeit auf dem Markt befindlichen Bürsten besonders empfehlenswert ist die Meridol-Zahnbürste (Fa. Wybert): Die zur Spitze hin dünner werdenden Borsten dringen (weil quasi angespitzt) tief in die022alträume ein, zugleich senken die dünnen und damit weichen, gleich langen (»multitufted«) Borstenenden das Verletzungsrisiko.

Troubleshooting/Sonderformen

Zahnbürsten für Kinder haben einen kleineren Kopf, der Griff sollte aber lang genug für eine Erwachsenenhand sein, da die Eltern täglich nachputzen müssen. Putztrainer sind überflüssig: Kinder im entsprechenden Alter nehmen sowieso alles in den Mund, sodass sie problemlos auch direkt an eine Zahnbürste gewöhnt werden können, die im Gegensatz zu solchen Trainern ein effektives Reinigungsinstrument ist.

Zahnbürsten für Kinder

Die Mehrkopfzahnbürste »Superbrush« kann zur Pflege der Molaren äußerst hilfreich sein: Erstens werden die Seitenflächen fast automatisch mitgereinigt, sodass bei ungeduldigen Kindern das elterliche Nachputzen schneller geht und die Bürste auch in der Hand von Kindern oder Behinderten bereits eine erhöhte Reinigungsleistung hat. Zweitens sitzt die Bürste auf der Zahnreihe fest wie ein Reiter im Sattel, sodass sie auch bei »aktiver Zunge« dort arbeitet, wo sie soll.

Mehrkopfzahnbürste »Superbrush«

Bei Molaren in der Durchbruchsphase sind die tiefen Fissuren rundum von einem Zahnfleischwall umgeben. Neben professionellem Fissurenmanagement (S. 89) ist hier der Einsatz einer Bürste mit besonders kleinem Kopf sinnvoll. Mit normalen Zahnbürsten erreicht man hier mehr, wenn man sie quer zur Zahnreihe ansetzt und in Längsrichtung der Borsten stochernd arbeitet. Mehrkopfbürsten wären hier absolut ungeeignet!

Bürsten mit kleinem Kopf

Für Bracket-Patienten haben sich Bürsten mit schmalerem Borstenfeld, sog. Sulcusbürsten (z.B. Oral B Sulcus) besser bewährt als solche mit einem V-Einschnitt in Längsrichtung, denn diese Patienten sollten die Anweisung erhalten, ober- und unterhalb der kieferorthopädischen Bögen getrennt zu putzen!

Sulcusbürsten

Einbüschelbürsten (z.B. Butler Gum 308) sind für Problemnischen indiziert, wo weder normale Zahnbürste noch Zwischenraumpflegemittel hingelangen, z.B. in Furkationseingänge oder Engstände.

Einbüschelbürsten

Elektrische Zahnbürsten

Prinzip

Bei elektrischen Zahnbüsten wurden die Bewegungen immer kleiner und dafür schneller: Aktuelle Modelle lassen entweder runde Köpfe in kleinen Bewegungen hin- und zurückdrehen und teilweise auch noch Stößelbewegungen ausführen (Oral-B PlaqueControl), andere lassen V-Borstenköpfe hochfrequent (mit über 30.000 Bewegungen pro Minute) kleinste Schwingungen ausführen, die sich auch auf die umgebende Flüssigkeit übertragen, sodass sogar eine Reinigungswirkung ca. 1 mm über die Borstenspitzen hinaus nachweisbar ist (Schallzahnbürsten z.B. Philips »Sonicare«).

Nur mit wenig abrasiver Zahnpasta

Da bei der enormen Schwingungsfrequenz auch eine erhöhte Abtragsleistung zu erwarten ist, sollten solche Modelle nur in Verbindung mit abrasionsarmen Zahnpasten (Sensitiv-Produkten, s.u.) empfohlen werden.

Elektrozahnbürsten führen die eigentliche Putzbewegung von alleine durch. Sie spielen diesen Vorteil aber nur aus, wenn sie nicht nur an der Zahnreihe entlanggleiten, sondern tupfend-suchend in die Spalträume hineingeführt werden!

Vergleich zur Handzahnbürste

Vergleichende Untersuchungen zwischen Handzahnbürsten und elektrischen ergaben, dass der wenig vorgebildete Laie mit Letzteren leichtere und bessere Putzerfolge erzielt. Dies gilt besonders für Patienten, denen die stationären Rüttelbewegungen schwerfallen: Sie können sich ganz auf das Treffen der Problemzonen konzentrieren – die Elektrobürste nimmt ihnen die eigentliche Bewegung des Bürstens ab. Hingegen war in der Hand der Profis (z.B. Zahnarzthelferinnen, entsprechend geschulte und geschickte Patienten) die Handzahnbürste das überlegene Reinigungsinstrument. Daher sollte eine Empfehlung individuell ausgesprochen werden.

Putztraumata vermeiden

Mit zunehmendem Prophylaxebewusstsein der Bevölkerung finden sich immer öfter Plaquereste und Putzläsionen in direkter Nachbarschaft. Folgende Maßnahmen können Putztraumata verhindern helfen (Tab. 4):

Präventive Interventionsmöglichkeiten

- schonende und zugleich effiziente Technik einsetzen
- weiche, endverrundete Borsten verwenden
- Borstenfeld nicht so stark gegen das Zahnfleisch drehen (keine 45° wie in der Bass-Technik beschrieben)
- nicht wesentlich häufiger als 3-mal täglich putzen
- nach Aufnahme stark saurer Speisen, die ja entkalkend wirken, dem Speichel eine halbe Stunde Zeit zur Rückverkalkung der Zahnoberflächen lassen, bevor Zahnpflege durchgeführt wird
- Fluorid zuführen

Bürstentyp	• möglichst weiche Borsten als Schutz vor Putztraumata • Borstenfeld mit sich verjüngenden Borsten (Meridol®) • bei Kindern und schlechten Putzern: Mehrkopfzahnbürste (Superbrush®)
Zahnpasta	• fluoridiert • bei Neigung zu hohem Putzdruck und bei schnellschwingenden Elektrobürsten Pasten mit besonders feinen Schleifkörpern (»Sensitiv«-Produkte)
Bewegung	stationäre Vibrationsbewegung, kein »Scheuern«!
Druck	sehr gering, eher tastend in Approximalräume und Fissuren gerichtet
Position	• okklusal und • weit genug zervikal
Ansatz	• Bürste parallel zur Zahnreihe • Borstenfeld nicht zu stark gegen das Zahnfleisch drehen; 45° gilt nur noch anfangs bei bestehender Gingivitis und vertieftem Sulcus! • bei gesunden Gingivaverhältnissen Zahnbürste senkrecht stellen, bei sehr zartem Zahnfleisch und flachem Sulcus sogar mehr gegen den Zahn und in die Zwischenräume als gegen das Zahnfleisch richten (»Contra-Bass«-Winkel)
Systematik	• nie hin- und herspringen • Reihenfolge einhalten (z.B. »KAI« = Kauflächen/außen/innen), zunächst Ober-, dann Unterkiefer, auf einer Seite hinten beginnend ohne Auslassungen bis zur anderen Seite putzen

Tab. 4
Checkliste Anwendung der Handzahnbürste

Zeitpunkt, Häufigkeit	• nach den Hauptmahlzeiten, in der Regel nicht öfter als 3-mal täglich, dann aber gründlich • nicht in Eile, da diese zu zu großen Bürstbewegungen verleitet! • nach Säureeinwirkung ½ Stunde warten • ggf. für zwischendurch lieber Zahnpflegekaugummis
Kontrolle	während des Putzens: • Borsten müssen am Zahnfleisch zu spüren sein, dürfen aber nicht pieken • auch das Eindringen in die Zahnzwischenräume kann man spüren • das Bürsten darf keine Schrubbgeräusche verursachen – sonst sind die Bewegungen zu groß • Zunge und Lippen müssen bewusst locker gelassen werden, damit sie die Bürste nicht abdrängen
	nach dem Putzen: • bei Anwendung von Zwischenraumpflegemitteln darf es weder bluten noch schlecht riechen • Blickkontrolle, möglichst im beleuchteten Vergrößerungsspiegel

Tab. 4 *(Fortsetzung)*

Zahnpasta

Wirkungen

Zahnpasten erhöhen durch oberflächenaktive Substanzen (Schäumer, Tenside) und Abrasivstoffe (Putzkörper) die Reinigungswirkung der Zahnpflege. Darüber hinaus enthalten sie pharmakologisch wirksame Zusätze, welche auf vielfache Weise prophylaktische und therapieunterstützende Wirkungen entfalten:

- Kariesprophylaxe und Remineralisation (Fluoride und Mineralien)

- Hemmung der Plaquebildung durch antimikrobielle Substanzen (Chlorhexidin, Triclosan, Natriumhydrogencarbonat)

- Desensibilisierung empfindlicher Zahnhälse (z.B. durch Kaliumnitrat, Strontiumchlorid, Kaliumchlorid)

- Hemmung der Zahnsteinneubildung (lösliche Pyrophosphate, Zinkchlorid, Diphosphonate)

> Am wichtigsten ist die mehrmals tägliche Fluoridzufuhr.

Das zweitwichtigste Kriterium ist die Abrasivität. Sie wird gemessen durch Putzversuche auf radioaktiv markierten Dentinproben (Radioaktive Dentin Abrasion, RDA). Aus der Radioaktivität des Putzschlamms kann dann auf das Ausmaß der Dentinabrasion geschlossen werden. Da Zahnpasten keine Medikamente, sondern Hygieneartikel sind, muss der Abrasionswert nicht angegeben werden. Eine Auflistung der meisten in Deutschland erhältlichen Zahnpasten mit Angaben zu Abrasivität und Zusammensetzung findet sich im Dental Vademecum.

Abrasivität

> Für Patienten, die eher luschig putzen, empfehlen sich Pasten mit normaler bis stärkerer Scheuerwirkung. Für Patienten mit empfindlichen Zahnhälsen wurden Pasten mit besonders feinen Putzkörnern und speziellen beruhigenden Zusätzen entwickelt, die auch alle wirksam sind (Elmex sensitiv, Oral-B sensible, Sensodyne).

Haben z.B. Raucher oder Teetrinker trotz guter Pflege mit starken Verfärbungen zu kämpfen, greifen sie häufig zu Zahnpasten mit stärkerer Reinigungswirkung, leider aber auch hoher Abrasivität. Hier sind nur wenige Produkte (neben professioneller Zahnglättung und ggf. Schall-Elektrozahnbürsten) zu empfehlen: Das Dr.-Liebe-Produkt »Pearls & Dents« hat kugelförmige Putzkörper, die trotz erhöhter Reinigungsleistung keinen Schaden verursachen.

Zahnzwischenraumpflege

Egal, ob eine Hand- oder Elektrozahnbürste angewendet wird: Eine dauerhafte Zahngesundheit ohne regelmäßige Zwischenraumpflege darf nicht erwartet werden: Sowohl Karies als auch Parodontitis entstehen beim Erwachsenen hauptsächlich im Approximalraum der Seitenzähne, also dort, wo breitflächige Zahnkontakte den Zutritt der Zahnbürste verhindern. Hingegen berühren sich Frontzähne (bei regelrechter Zahnstellung) nur punkt- oder linienförmig; hier reicht eine gute Bürsttechnik aus, Approximalpflege ist in der Regel hier nicht erforderlich (s. auch Tab. 7, S. 61)!

Notwendigkeit der Zwischenraumpflege

Entscheidend ist die korrekte Auswahl des geeigneten Zahnzwischenraumpflegemittels und eine optimale Einweisung in dessen Anwen-

Auswahl   dung (Tab. 5, S. 58)! Der Approximalraum ist beim parodontal gesunden Jugendlichen fast gänzlich von den Papillen und dem dazwischen befindlichen sattelförmigen Zahnfleischsteg gefüllt. In die verbleibenden Spalten zwischen Zahn und Zahnfleisch passt ein Reinigungsfaden am besten. Zugleich ist Zahnseide auch die kostengünstigste Alternative. Nur wenn Patienten mit deren Anwendung nicht zurecht kommen, muss auf ultrafeine Interdentalbürsten oder Zahnhölzchen ausgewichen werden.

Zahnseide – Anwendungshilfen

Korrekte Wickelung   Die Anwendung der Zahnseide scheitert nicht selten bereits daran, dass der Patient mit ihr die Finger »fesselt«, die zum Führen des Fadens gebraucht werden, also die Zeigefinger: Abb. 17a zeigt die korrekte Wickelung um den Mittelfinger. Das Fadenende sollte dabei unter den nachfolgenden Wicklungen eingeklemmt sein, sonst rutscht die Zahnseide während des Arbeitens vom Finger.

Korrekte Länge   Ist das zwischen den Händen frei bleibende Zahnseidestück zu kurz, kommt man nicht weit genug in den Mund: Also die Zahnseide so lang lassen, dass sich die gestreckten Zeigefinger bei straffem Faden gerade berühren, dann kann man problemlos auch die Distalfläche endständiger Molaren reinigen (Abb. 17b).

Korrekte Technik   Als Merkhilfe sprechen wir beim Überwinden des Kontaktpunktes vom »Sägen« (das bei Zahnfleischkontakt nicht mehr erfolgen darf) und dem »Winken« nach vorn und hinten, wenn der Faden vorsichtig – im Sulcus! – erst um den einen, dann um den anderen Nachbarzahn weitestmöglich herumgelegt und dann die Plaque von den Approximalflächen nach koronal kräftig abgestreift wird (Abb. 17c). Beim Überwinden der dazwischen liegenden Papille muss der Faden locker sein, um Verletzungen zu vermeiden. Die verbreitete Auf-Ab-Bewegung mit straff und gerade gespanntem Faden ist ineffektiv und verletzungsträchtig!

Präventive Interventionsmöglichkeiten

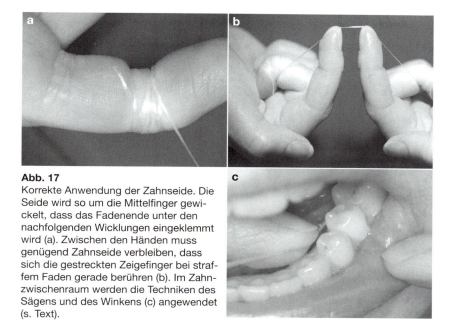

Abb. 17
Korrekte Anwendung der Zahnseide. Die Seide wird so um die Mittelfinger gewickelt, dass das Fadenende unter den nachfolgenden Wicklungen eingeklemmt wird (a). Zwischen den Händen muss genügend Zahnseide verbleiben, dass sich die gestreckten Zeigefinger bei straffem Faden gerade berühren (b). Im Zahnzwischenraum werden die Techniken des Sägens und des Winkens (c) angewendet (s. Text).

Die Zahnseide sollte so lange über die Zahnoberfläche bewegt werden, bis ein leicht knirschendes Reibegeräusch zu hören ist. Dieses Geräusch zeigt an, dass der Belag von der Oberfläche abgelöst wurde. Der »Schmiereffekt« geht verloren. Zahnseide sollte vor dem Zähneputzen benutzt werden, da die abgelöste Plaque so von den Tensiden der Zahnpasta entfernt wird.

Korrekte Anwendungsdauer und -zeitpunkt

Praxistipp: Bei der Zahnseideinstruktion sitzen wir neben dem Patienten Schulter an Schulter, jeder mit einem Faden in den Händen: eine spiegelverkehrte Demonstration im Gegenübersitzen würde verwirren. Zur Demonstration im Mund treten wir hinter den Patienten, damit sich unsere und seine Hände in gleicher Position befinden.

Indikation	jugendliches Zahnfleisch, hohe Papillen
Auswahl	• Standard: ungewachste Nylonseide oder breiteres Reinigungsband, ggf. mit Fluoridzusatz • bei strammen Kontakten oder häufigem Auffasern: Teflonseide oder gewachste Nylon-Seide • bei größeren Zwischenräumen, unter Brücken oder Retainern: Superfloss (oder Wechsel zu Interdentalbürste)
Aufwickeln	auf Mittelfinger
Führen	mit Zeigefingern und Daumen
Anwenden	Sägen und Winken (Abb. 17c)

Tab. 5
Checkliste Anwendung der Zahnseide

Zahnhölzer

Form   Medizinische Zahnhölzchen haben im Gegensatz zu einfachen Zahnstochern einen dreieckigen Querschnitt und werden mit der flachen Seite zum Zahnfleisch über der Papillenspitze in den Interdentalraum gesteckt.

Technik   Dann wird mit kleinen feilenden Bewegungen und langsam gesteigertem Druck versucht, das Hölzchen so tief wie gut erträglich einzuführen. Um diese Bewegungen gut kontrollieren zu können, fasst man das Hölzchen wie einen Füllfederhalter zwischen den ersten 3 Fingern und stützt sich mit dem Ringfinger auf dem eigenen Kinn ab.

Indikation   Ist das Zahnfleisch stark geschwollen, sind medizinische Zahnhölzchen die effektivsten Mittel, um eine Schwellung zu reduzieren. Bei konsequenter Anwendung fördern Zahnhölzchen das Gemisch aus Bakterien und Blut so effektiv aus Papille und Sulcus heraus, dass in 4–5 Tagen Blutungsfreiheit erzielt wird. Daher ist ihre Anwendung besonders bei der PAR-Vorbehandlung sinnvoll. Bei gesunder Gingiva sollten Zahnhölzer zumindest in der Front nicht angewendet werden, um keine unnötige, unschöne Papillenreduktion herbeizuführen (s. auch Tab. 7, S. 61).

Präventive Interventionsmöglichkeiten

Interdentalbürsten

Interdentalbürsten schlüpfen nach dem Flaschenreinigerprinzip durch enge Eingänge (Abb. 18) und können im Gegensatz zu Fäden und Hölzern auch dahinter liegende Verbreiterungen ausputzen. Interdentalbürstchen sollten auch und gerade von oral eingebracht werden, da dort die Eingangstrichter in den Zwischenraum meist größer und breiter sind (Tab. 6).

Technik

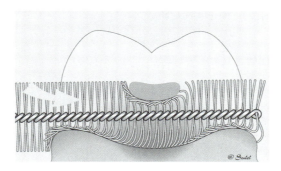

Abb. 18
Interdentalbürste

Bei reduziertem Parodont, zur Reinigung unter Brücken, Verblockungen oder Retainern und generell bei älteren Patienten sind nur noch Interdentalbürsten indiziert (Tab. 6). Immer feinere Bürstenansätze erlauben inzwischen auch den Einsatz beim parodontal Gesunden als Alternative zur Zahnseide (sie werden manchmal besser akzeptiert).

Indikationen

Indikation	reduziertes Parodont, bei Furkationsbeteiligung, unter Brücken oder Retainern
Auswahl	größter Ansatz, der noch leicht einzuführen ist
Ansatz	von oral wichtiger als von buccal
Technik	• druckarm, schlenkernd einführen, damit sie nicht umbiegen; ebenso wieder herausziehen • Putzbewegungen im eingeführten Zustand sind meist nicht nötig • ohne Zahnpasta, ggf. aber Auftrag von Fluorid- oder CHX-Gel möglich

Tab. 6
Checkliste Anwendung von Interdentalbürsten

Zungenreiniger

Die Papillen des Zungenrückens bilden ein teilweise beträchtliches Keimreservoir. Zur Senkung der Gesamtkeimzahl der Mundhöhle besonders bei schwierigen Parodontalfällen ist eine Zungenreinigung daher ebenso indiziert wie zur Reduktion von Mundgeruch. Um dabei ohne Würgereiz zu verursachen möglichst weit nach hinten reinigen zu können, sind flache Reinigungsinstrumente erforderlich, die mit einer schabenden Kante die Beläge aus dem Papillenrasen ausstreifen (Beispiel: One Drop Only).

Munddusche und Irrigatoren

Mundduschen

Wirkung — Mundduschen sind kein Ersatz für Zahnbürsten, ergänzen sie aber gut z.B. beim Ausspülen grober Speisereste (Tab. 7). Sie wirken positiv auf Parodontien, wobei antiseptische Zusätze diesen Effekt noch verstärken.

Chlorhexidinlösungen — Werden Chlorhexidinlösungen in einer Munddusche benutzt, kann die handelsübliche Konzentration von 0,12% ohne Wirkungsverlust auf die Hälfte, also 0,06% reduziert werden. Dadurch werden Nebenwirkungen und Kosten reduziert. Als Ursache werden neben den chemischen auch hydrodynamische Effekte vermutet.

Der Druck des Wasserstrahls sollte regulierbar sein. Einige Geräte haben »Sulcusdüsen« zur subgingivalen Taschenirrigation; cave: Bakteriämie.

Irrigatoren

Stumpfe Irrigationskanülen zum atraumatischen Einführen in den Sulcus; gespült wird in der Regel mit oralen Antiseptika.

Hilfsmittel	Glattflächen		Interdentalräume					Subgingivale Bereiche			Sonstiges		
	vestibulär, oral	okklusal	Papille vollständig erhalten	beginnender Papillenschwund	mäßiger Papillenschwund	fortgeschrittener Papillenschwund	freiliegende interradikuläre Einziehungen	Sulcus vestibulär und lingual	Sulcus interdental	erreichbare Bi- und Trifurkationen	Brückenglieder, Stege (Unterseite)	Zungenrücken	unter Multiband-KO
Handzahnbürste	++	++			(+)	(+)		++		(+)			
Sulcusbürste								+					+
Einbüschelbürste		+		+						++	+		+
Elektrische Zahnbürste	++	++						+					
Ultraschallzahnbürste	++	++		(+)	(+)			+	(+)	(+)			
Mundusche[1]	(+)	(+)		+	+			+		+	(+)		
Zahnseide			++	+				+					
Superfloss				+	+	+		+		++			
Interdentalbürste			+	(+)	+	++	++	++	+	+			+
Dreikanthölzer			(+)	+	+								
Zahnhölzer					+			+					
Zungenreiniger												++	

1 = Eignung zum Abspülen lose anhaftender Speisereste, Materia alba usw., keine ausreichende Plaqueentfernung
++ = gut geeignet, + = geeignet, (+) = bedingt geeignet

Tab. 7
Indikationstabelle für Mundhygienehilfsmittel

Professionelle Zahnreinigung

Formen der PZR

Die professionelle Zahnreinigung (PZR) ist einer der wichtigsten zahnärztlichen Präventivmaßnahmen, um die patientenseitige Plaquekontrolle zu erleichtern oder zu ergänzen. Sie kann sehr unterschiedliche Zielsetzungen verfolgen (Tab. 8).

Form der Zahnreinigung	Ziel	Aufwand	Arbeitsmethode
Grobdepuration	Gebiss des Patienten hygienefähig machen, um Mundhygiene-Erfolge zu ermöglichen	1 Sitzung von 10–15 Minuten	grobe Zahnsteinentfernung, Beseitigung grober Füllungsüberstände
Grundglättung	einmalige Schaffung optimal glatter Zahn- und Restaurationsoberflächen für eine dauerhaft möglichst einfache Plaqueentfernung	2–3 Sitzungen à 45 Minuten in kurzen Abständen von 6–8 Wochen (damit nicht erst wieder grobdepuriert werden muss)	• von grob nach fein • zur Oberflächeneinebnung wird ein einmaliger, geringer Substanzabtrag bewusst in Kauf genommen • Übergang zur nächstfeineren Poliermethode erst nach Sicht- und Tastkontrolle mit scharfem Scaler
Erhaltungsreinigung: selektive Reinigung nur der Risikoflächen	Zerstörung des Plaque-Biofilms, soweit zugänglich auch subgingival, Wiederherstellung glatter Oberflächen, Rückmeldung über Pflegedefizite und Remotivierung nur soweit gewünscht und Erfolg versprechend (Patienten nicht traurig machen)	• Häufigkeit individuell, abhängig vom Pflegeniveau und der zahnärztlichen Risikoeinschätzung, bei ästhetischen Reinigungen nach Wunsch des Patienten (übliche Abstände: 3–6 Monate)	• aus Gründen der Zahnsubstanzschonung beginnt man nicht gröber als nötig: jeder Reinigung geht ein diagnostisches Abtasten mit einem Handscaler voraus, es wird für jede Zahnfläche das gröbstnötige Arbeitsmittel ausgewählt.

Tab. 8
Formen der Zahnreinigung

Form der Zahnreinigung	Ziel	Aufwand	Arbeitsmethode
		• Dauer abhängig von der Zahl der zu bearbeitenden Zahnflächen: bis 60 Minuten	• saubere und glatte Flächen werden gar nicht behandelt! • abschließende Fluoridierung, um Karies und sensible Zahnhälse zu verhindern
ästhetische Zahnreinigung: schonende Entfernung von Verfärbungen	Beseitigung von Verfärbungen bei bestmöglicher Zahnsubstanzschonung!		

Tab. 8 *(Fortsetzung)*

Kontraindikationen und Komplikationen

Kontraindiziert ist die PZR bei nekrotisierenden und ulzerösen Gingivitis- und Parodontitisformen (ANUG, NUP). In diesen Fällen sollte lediglich ein äußerst behutsames Abwischen weicher Beläge und ein vorsichtiges Abtupfen mit einem chlorhexidingetränkten Wattepellet erfolgen. Nach Abklingen der akuten Symptome kann die PZR durchgeführt werden.

Nicht bei ANUG

Eine relative Kontraindikation liegt bei kardialer Risikoanamnese (Endokarditis) sowie bei reduzierter Abwehrlage des Patienten vor. Zur Vermeidung einer Bakteriämie ist in diesen Fällen eine PZR nur unter Antibiose möglich.

Cave Bakteriämie

Problematisch sind professionelle Zahnreinigungen, wenn die Schmelzreifung der Zähne noch nicht abgeschlossen ist. Das gleiche gilt bei beginnender Demineralisation (White Spots) und Initialkaries, insbesondere im Zahnhalsbereich. Die vergleichsweise aggressive Reinigung mit Ultraschall und Polierpasten/Pulverstrahlreinigern kann zu unerwünschten Schäden an der Zahnhartsubstanz führen.

Schäden an der Zahnhartsubstanz

Hypersensibilität der Zahnhälse

Eine häufig anzutreffende Komplikation professioneller Zahnreinigungsmaßnahmen ist die praktisch immer reversible Hypersensibilität der Zahnhälse (zur Desensibilisierung s. S. 99). Zahnsteinablagerungen und eine entzündlich geschwollene Gingiva schützen freiliegende Wurzeloberflächen zunächst wirksam gegen äußere Reizeinwirkungen. Durch die Zahnreinigung und deren antiinflammatorische Wirkung auf das Zahnfleisch wird diese »Schutzwirkung« aufgehoben. Dies führt beim Patienten zu der paradoxen Erfahrung, dass nach vorheriger Beschwerdefreiheit nun das objektiv »erfolgreiche Behandlungsergebnis« mit subjektiv empfundenen Beschwerden einhergeht. Die Eröffnung zusätzlicher Dentintubuli durch Überinstrumentierung oder durch eine allzu forcierte Politur verstärkt die Sensibilität noch weiter.

> **!** Über dieses Komplikationsrisiko, insbesondere aber über die Möglichkeit wirksamer Gegenmaßnahmen, sollte der Patient schon vor Beginn der professionellen Zahnreinigung aufgeklärt werden.

Durchführung

Professionelle Zahnreinigung lebt vom Detail. Ihre korrekte Durchführung setzt ein hohes Maß an Sachkenntnis, handwerklichem Geschick und Übung voraus. Sie sollte daher nur von Personen durchgeführt werden, die eine geeignete Ausbildung absolviert haben und über die entsprechende Qualifikation verfügen.

Qualifikation erforderlich

Für den Erfolg bei der Arbeit mit Ultraschall- und Pulverstrahlgeräten ist das Training einer guten Abhalte- und Absaugtechnik unabdingbar. Es reduziert die Entstehung und Ausbreitung kontaminierter Aerosole in der Raumluft des Behandlungszimmers erheblich.

Abhalte- und Absaugtechnik

Im Folgenden ist der Behandlungsablauf für eine PZR wiedergegeben. Nicht bei jeder PZR sind alle Behandlungsschritte erforderlich. Die Ebene, auf der die Behandlung beginnt, wird durch die persönliche Mundhygienesituation des Patienten vorgegeben.

Präventive Interventionsmöglichkeiten

Vorgehen bei der professionellen Zahnreinigung

ggf. Anästhesie
Oberflächen-, Infiltrations- oder Leitungsanästhesie

ggf. Keimverminderung
supra- und subgingivale Spülung mit Chlorhexidinlösung

Grobdepuration
(abhängig vom Mundhygienezustand des Patienten) Entfernung supragingivaler Zahnsteinablagerungen vestibulär-oral und, soweit erreichbar, approximal bis an den Sulcuseingang

Orientierung über Sulcustiefe und Taschenanatomie
Taschensondierung mit geeignetem Parodontalsonde zur Orientierung und zur Festlegung der »Behandlungsgrenzen«

Feindepuration
selektive Entfernung verbliebener Zahnsteinreste supragingival, Konkremententfernung je nach Zahn, Lokalisation und Wurzelanatomie bis ca. 2–4 mm subgingival

Kontrolle
taktile Prüfung der Zahn- und Wurzeloberflächen auf verbliebene Ablagerungen und Unebenheiten mit feiner Sonde oder grazilem Scaler

ggf. weitere Feinreinigung
gezieltes Nacharbeiten, bis Konkremente und Zahnstein vollständig entfernt sind

Pulverstrahlreinigung
punktuelle Entfernung verbliebener, exogener Zahnverfärbungen

selektive Politur
Glätten der gereinigten Oberflächen vestibulär-oral und approximal, wenn erforderlich

abschließende Kontrolle
nochmals taktile Prüfung der bearbeiteten Flächen auf Rauigkeiten

Spülung
gründliche Spülung (Spray), Mundspülung

ggf. Fluoridierung
selektive Fluoridierung von Zahnflächen mit beginnender Demineralisation (White Spots)

ggf. Desensibilisierung
hypersensible Zahnhälse, bei Bedarf selektive Behandlung überempfindlicher Zahnflächen

Arbeitsmittel

Bei den Arbeitsmitteln zur professionellen Zahnreinigung hat sich in den letzten Jahren ein gravierender Wandel hin zu maschinengetriebenen Instrumenten vollzogen, da diese immer besser, schonender und anwendungssicherer geworden sind. So haben schwingende Zahnsteinentfernungsinstrumente (Ultraschall- und Airscaler) dank immer grazilerer Ansätze und schonenderer Schwingungscharakteristik den Einsatz von Handinstrumenten weitgehend zurückgedrängt, zumal deren Anwendung einen wesentlich höheren Ausbildungsstand verlangen. Auch die früheren Vorbehalte gegenüber Pulverstrahl-Poliermethoden konnten dank »weicherer«, abrasionsärmerer Pulversorten zumindest teilweise fallen gelassen werden. Lösliche Strahlpartikel sind inzwischen sogar für den Einsatz in Taschen zugelassen.

Wandel zu maschinengetriebenen Instrumenten

Ein Überblick über die bei der PZR verwendeten Arbeitsmittel ist in Tab. 9 zusammengestellt.

Funktion	Arbeitsmittel
Keimverminderung	• Chlorhexidinlösung 0,12% • Wasserstoffperoxidlösung 1,5–3% • Einmalspritze • Irrigationskanüle atraumatisch (z.B. Hawe Max-i-Probe® ⌀ 0,6 mm) • Perio-Flow-Spülgerät zur subgingivalen Taschenirrigatio

Grobreinigung	• supragingival
	  – Ultraschalleinsätze für Grobreinigung (z.B. Piezon Master®,
	  – Formen B + C [EMS])
	  – Meißel (z.B. McCall) und Hauen (z.B. Goldman-Fox)
	  – Sichelscaler (z.B. Goldman H6/H7, CK-6)
	• subgingival
	  – Universalküretten (z.B. Columbia)
	  – Langer-Küretten

Tab. 9
Überblick über Arbeitsmittel bei der professionellen Zahnreinigung

Funktion	Arbeitsmittel

Feinreinigung	• supragingival
	  – Ultraschalleinsätze für Feinreinigung (z.B. Piezon Master®, Form A [EMS])
	  – Sichel- und Jacquette-Scaler (z.B. 204 S, 204 SD)
	  – Gracey-Küretten (Serie »Prophylaxis«) Quetin-Scaler
	• subgingival
	  – Ultraschalleinsätze für subgingivales Scaling (z.B. Perio Pro Line®, Formen PL3 + Perio Probe fein [EMS])
	  – Gracey-Küretten (Serie »Prophylaxis« oder »mini«)
	  – Feilen (z.B. Orban, Hirschfeld), grazile Hauen (z.B. Orban)
	• Konkrementsonde (z.B. Exs 3A [Hu-Friedy]) für die Erfolgskontrolle

Pulverstrahlreinigung	• OP-Abdecktuch mit Lochöffnung (z.B. Hospita Saeger OP-Loch-Tuch 80 × 80 cm) • Pulverstrahlreinigungsgerät • Natriumbicarbonatpulver
Politur	• Fingernapf oder Dappenglas für Polierpaste • Polierpastenträger aus Weichgummi (Kelche, Spitzen) für Winkelstück • Polierpasten (mit abgestuften RDA-Werten oder integrierter Abrasionsvariabilität) • Interdentalbürstchen rotierend für Winkelstück • Dreikant-Zahnhölzchen hart/weich (z.B. TePe Rot/Blau) • Zahnseide extra breit (»Dentotape«) • Polier- und Finierstreifen mittel und fein (Kunststoff) • Reduzierwinkelstück (»grün«) • Prophylaxe-Winkelstückkopf »Eva« (KaVo) mit Lamineerspitzen 1–7 oder Profin-Ansätze • bei akuter Gingivitis/Parodontitis Chlorhexidingel 1% als Polierpaste
selektive Fluoridierung s. Fluoridierungsmaßnahmen S. 82, Desensibilisierung s. Behandlung hypersensibler Zahnhälse S. 99	

Tab. 9 *(Fortsetzung)*

Präventive Interventionsmöglichkeiten

Ultraschall- und Schallreinigungsinstrumente

Sie sind inzwischen Mittel der ersten Wahl für die Depuration und vor allem für die Zerstörung von Biofilmen im supra- und subgingivalen Einsatz (Tab. 9). Eine Zahnglättung können sie nicht leisten.

Zerstörung von Biofilmen

Nach Art der Schwingungserzeugung unterscheidet man verschiedene Arten von Schall- und Ultraschallgeräten:

Gerätearten

- magnetostriktive Hochfrequenzgeräte (Schwingungserzeugung in »Lamellenbündeln«, Frequenz = 42.000 Hertz)
- piezoelektrische Hochfrequenzgeräte (piezokeramische Schwingungsscheiben, Frequenz = 25.000–50.000 Hertz)
- druckluftbetriebene Schallgeräte (Airscaler für den Turbinenaufsatz, Frequenz = 2500–16.000 Hertz)

Mit Druckluft betriebene Schallreiniger arbeiten weniger effektiv als hochfrequente Ultraschallreiniger.

> Cave: Bei Herzschrittmacherpatienten dürfen keine magnetostriktiven Geräte eingesetzt werden.

Einsatz und Indikation der Instrumenteneinsätze richten sich nach ihrer Art und Gestalt:

Instrumenteneinsätze – Indikation

- supragingivale Grobdepuration (z.B. A-, B- und C-Spitzen [EMS], TFI®-Einsätze [Dentsply/De Trey])
- subgingivale Feindepuration, Wurzelglättung und Zerstörung des subgingivalen Biofilms (z.B. SlimLine® [Dentsply/DeTrey], Perio Pro Line® [EMS])
- Arbeitsspitzen und Arbeitsweise des Vectors® (Dürr) eignen sich in erster Linie zur Feinbearbeitung von Wurzeloberflächen. Die Entfernung größerer Konkrementablagerungen ist zeitaufwendig.
- Karbonfasereinsätze für die Bearbeitung von Implantatoberflächen sind erhältlich.

Anwendung Supra- und subgingivale Instrumenteneinsätze unterscheiden sich in ihrer Arbeitsweise:

- Supragingivale Einsätze werden in spitzem Winkel zwischen etwa 5 und 15° auf die Zahnoberfläche aufgesetzt. In der Art eines kleinen Schlaghammers dringen sie mit ihren Spitzen in die mineralisierten Ablagerungen ein, zerstören diese und lösen sie von der Zahnoberfläche ab.
- Subgingivale Instrumenteneinsätze werden tangential, also im Winkel von nahezu 0°, der Wurzeloberfläche angelegt. Mit pinselartigen, »federleichten« Streichbewegungen (Andruck deutlich weniger als 25 Pond) werden sie über die Zahnflächen geführt, wobei stets die unteren 4–5 mm der Instrumentenspitzen den Wurzeloberflächen anliegen.

Spraykühlung Wegen der an Ultraschallspitzen entstehenden Wärme ist eine effiziente Spraykühlung unverzichtbar. Positive Nebeneffekte der Spraykühlung sind Taschenspülung (ggf. mit desinfizierenden Zusätzen) und Kavitationswirkungen, wodurch es neben antibakteriellen Effekten auch zu einer besseren Ablösung von Endotoxinen von den Wurzeloberflächen kommen soll.

Folgende Punkte sollten beachtet werden:

- Beim Absaugen ist darauf zu achten, dass der Flüssigkeits-/Spraystrahl nicht abgelenkt wird, damit die Spitzen nicht trocken werden.
- Um Überhitzung und Verletzungen der Zahnhartgewebe zu vermeiden, müssen Ultraschallgeräte ständig bewegt werden.

Vor- und Nachteile

Vorteile Der Einsatz von Ultraschallgeräten ist einfach und zeitsparend. Die Handmuskulatur droht im Gegensatz zum Arbeiten mit Handinstrumenten nicht zu ermüden. Subgingivale Wurzelabschnitte wie Furkationen u.Ä. sind gut erreichbar, und Taschen können gereinigt und gespült werden.

Nachteile Werden Ultraschallgeräte unsachgemäß gebraucht, besteht die Gefahr, Hart- und Weichgewebe zu verletzen und Restaurationen zu beschädigen. Außerdem ist die Kontamination der Raumluft durch Aerosolnebel unvermeidlich. Aerosole können kontaminiert sein, sodass eine aktive Infektionsprophylaxe erforderlich ist: Bei der Arbeit mit Schall-/Ultraschallgeräten sollten stets Handschuhe, Mundschutz und eine Vollgesichtsmaske getragen werden. Zudem ist eine Chlorhexidinspülung für 30 Sekunden vor Behandlungsbeginn empfehlenswert. Bei ansteckenden Krankheiten (z.B. Tuberkulose, Hepatitis) sind Ultraschallgeräte kontraindiziert.

Hersteller (Auswahl)

- magnetostriktive Geräte: Cavitron® (Dentsply/De Trey)
- piezoelektrische Geräte: PiezonMaster® (EMS) Vector® (Dürr)
- Druckluftgeräte: Sonicflex® (KaVo)

Handinstrumente

Handinstrumente sind trotz des Siegeszuges der schwingenden Instrumente weiterhin unverzichtbar (Tab. 9): zur Zahnglättung und zur Tastkontrolle auf verbliebene Rauigkeiten vor Beginn der Politur, in Bereichen, in die die Schwingköpfe nicht hineinpassen oder wo sie nicht korrekt tangential angelegt werden können.

Zahnglättung, Tastkontrolle

> Handinstrumente müssen gut geschärft sein, was entsprechende Geräte und die Beherrschung der Schärftechnik voraussetzt.

Scaler

Scaler (»Schaber«) sind die am häufigsten bei der supragingivalen Zahnreinigung eingesetzten Handinstrumente. Sie arbeiten durchgängig mit Zugbewegungen, wobei die Instrumente am Zahnhals oder in seiner Nähe angesetzt werden und die Zugrichtung mit schabenden Bewegungen nach okklusal/inzisal verläuft. Durch die auf einen Punkt zulaufende Spitze der Arbeitsenden sind auch enge Zahnzwischenräume gut erreichbar (Abb. 19).

Supragingivale Zahnreinigung

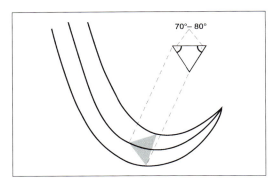

Abb. 19
Scaler erkennt man am dreieckigen, seltener trapezförmigen Querschnitt ihrer Arbeitsenden und an ihrer punktförmig zusammenlaufenden Arbeitsspitze. Ihre Schneiden haben 2 scharfe Seiten und können vom Zahnzwischenraum aus abwechselnd nach mesial oder nach distal arbeiten.

> Scaler sind die Hauptinstrumente zur supragingivalen Zahnglättung und zugleich neben feinen Sonden hervorragend geeignet, um den Glättungsgrad der Zahnoberflächen zu kontrollieren.

Küretten

Unter dem Sammelbegriff Küretten versteht man Handinstrumente, die in erster Linie der subgingivalen Grob- und Feinreinigung dienen. Ihre Arbeitsenden sind so gestaltet, dass sie ohne Traumatisierung der Weichgewebe bis tief in die Zahnfleischtaschen vordringen können.

Subgingivale Grob- und Feinreinigung

Grundtypen der Küretten sind:

Universal- und Gracey-Küretten

- **Universalküretten:** Sie sind für alle Zahnflächen verwendbar (Abb. 20). Aufgrund ihres kurzen und leicht verdickten Schaftes eignen sie sich am besten zur Grobdepuration in flachen und mitteltiefen Taschen und haben damit nur eingeschränkten Nutzen.

- **Gracey-Küretten:** Sie arbeiten zahnflächenspezifisch (Abb. 21) und finden ihre Anwendung in der Feindepuration und Wurzelglättung subgingival.

Präventive Interventionsmöglichkeiten

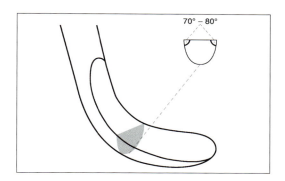

Abb. 20
Universalkürette

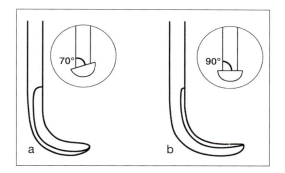

Abb. 21
Anstellwinkel bei Gracey- (a) und Universalküretten (b)

> Mit Gracey-Küretten ist ein sehr feinfühliges und nahezu atraumatisches Arbeiten bis in tiefe Taschen hinein möglich. Sie adaptieren optimal an die Zahnoberflächen und sämtliche Zahnflächen können gut erreicht werden.

Eine Synthese der recht groben, klassischen Universalküretten und der grazilen Gracey-Küretten, deren Anwendungssystematik aber schwer erlernbar ist, ist der Langer-Kürettensatz: Zwar weisen die Küretten 2 Schneiden auf und gehören damit formal zu den Universalküretten, sie haben aber die mehrfach gewinkelte Schaftgestaltung der Gracey-Küretten, die für einen atraumatischen Zugang in die Taschen sorgt. Gracey- und Langer-Küretten gibt es mit verkürztem Arbeitsende und verlängertem Schaft für atraumatisches Arbeiten auch bei Taschentiefen über 5 mm.

Langer-Küretten

Hersteller von Küretten sind z.B. Hu-Friedy, Aesculap, Safident oder Stoma.

Hersteller

Rotierende und feilende Instrumente

Aufgaben Rotierende und oszillierende Instrumente werden im Rahmen der PZR in erster Linie zum Glätten und Polieren zahnärztlicher Restaurationen sowie von Zahnoberflächen eingesetzt. Weitere Aufgaben dieser Instrumente sind die Entfernung hartnäckiger Verfärbungen und die Glättung approximaler Stufen und Überhänge.

Rekonturieren Füllungsüberschüsse, Oberflächenrauigkeiten und abstehende Kronenränder verhindern eine effektive Mundhygiene. Im Rahmen der präventiven Patientenbetreuung ist es daher unerlässlich, diese Pflegehindernisse zu entfernen und eine ausreichende Hygienefähigkeit herzustellen. Dies gilt vor allem für die besonders krankheitsanfälligen Zahnzwischenräume und den subsulculären Bereich. Maschinell betriebene Feilen im Hubwinkelstück erreichen dabei die schwer zugänglichen Interdentalräume oftmals besser als handgeführte Finier- und Polierstreifen. Das Abtragen überstehender Füllungsränder im Zahnzwischenraum geschieht zunächst mit Feilen grober Diamantierung. Winkelstücke mit größeren Hubhöhen (ca. 1,5 mm) sind effektiver. Abschließend ist eine Glättung mit feinerer Körnung vorzunehmen.

> Rekonturierungsmaßnahmen gehen über ein reines Glätten von Zahnflächen hinaus: Sie verändern die Zahnform. Sind okklusale, approximale oder sulcusnahe Flächen betroffen, darf die Umgestaltung dieser Flächen nicht an die Prophylaxehelferin delegiert werden.

Politur Für die Politur gesunder Zahnoberflächen werden in der Regel rotierende Polierpastenträger wie Gummikelche und -kegel eingesetzt. Gummikelche werden mit mäßigem Druck aufgesetzt, sodass sich der Rand leicht umbördelt. Er kann dann vorsichtig in den Sulcus eingeführt werden, sodass auch leicht unterhalb des Zahnfleischrandes gereinigt werden kann.

> Bürsten sind nur für die Bearbeitung von Okklusalflächen sinnvoll; übrigens sind sie aus hygienischen Gründen Einmalartikel!

Für das Reinigen und Glätten subgingivaler Wurzeloberflächen werden Feilen mit Fein- und Superfeinkorndiamanten benutzt. Die Feilenspitzen sind löffelartig abgerundet. Da ihre Bewegungsrichtung nahezu senkrecht in den Sulcus hinein gerichtet ist, sollten Winkelstückköpfe mit geringer Hubhöhe (ca. 0,5 mm) benutzt werden, um Verletzungen zu vermeiden.

Bearbeiten subgingivaler Wurzeloberflächen

> Praxistipp: PER-IO-TOR®-Instrumente verbinden Reinigung und Glättung. Sie verhindern den weiteren Substanzabtrag, wenn die Wurzeloberfläche einmal geglättet ist.

Hersteller (Auswahl)

- Feilen: DF1® (Brasseler), Profin® System (KaVo), Proxoshape® und Rootshape® (Intensiv)

- rotierende Instrumente: Brasseler, Dentsply Maillefer Instruments, D + Z, Hager & Meisinger, Shofu Dental

Polierpasten

Polierpasten werden zusammen mit langsam rotierenden Polierinstrumenten (Gummikelche, Bürstchen), Lamineereinsätzen (EVA-System®, [KaVo]), seltener zusammen mit Zahnseide (Dentotape, Superfloss) und Zahnhölzchen verwendet.

Funktion

Die Abrasivität einer Polierpaste wird durch den RDA-Wert charakterisiert:

Abrasivität, RDA-Wert

- RDA-Werte von etwa 10–15 kennzeichnen feine Pasten (geringe Reinigungswirkung, gute Glättung).

- Eine mittlere Abrasivität haben Pasten mit einem RDA von etwa 30.

- RDA-Werte um ca. 80 schließlich kennzeichnen eine hohe Reinigungswirkung, aber auch eine hohe Abrasivität.

Einige Pasten haben eine »integrierte Abrasionsvariabilität« (z.B. Cleanic® [Hawe Neos]). Bei Gebrauch werden die anfangs kantigen Putzkörper immer runder, wodurch die Reinigungswirkung kontinuierlich ab-, die Politurwirkung aber zunimmt.

Abrasionsvariabilität

Inhaltsstoffe Polierpasten bestehen aus Putzkörpern (z.B. Bimsstein, Zirkoniumsilikat), Feuchthaltemitteln (z.B. Glycerin) und einem Bindemittel; ggf. enthalten sie auch Geschmacks- und Färbemittel sowie medikamentöse Zusätze (Fluoride, antibakterielle Agenzien).

Vorteile Die Vorteile von Polierpasten liegen darin, dass zum einen die Reinigungswirkung verbessert und zum anderen eine Überhitzung durch die Schmierwirkung verhindert wird.

Nachteile Alle Polierpasten haben den Nachteil, dass eine verbesserte Reinigungswirkung (durch erhöhten Putzkörperanteil oder gröbere Putzkörper) mit einer vermehrten Abrasivität erkauft wird. So kommt es oft zu einem unerwünschten Abtrag von Zahnhartsubstanz. Auch ein ungewolltes Anrauen der Oberflächen zahnärztlicher Restaurationen, insbesondere von Edelmetalloberflächen, ist manchmal zu beobachten.

> Praxistipp: Bei der Politur sollte man streng selektiv vorgehen, also nicht alle Zahnflächen, sondern ausschließlich die zu polierenden Teilflächen bearbeiten. Die Politur sollte abgestuft durchgeführt werden, beginnend mit einem höheren bis hin zu einem niedrigen RDA-Wert. In vielen Fällen kann auf die hochabrasiven Pasten ganz verzichtet werden.

Hersteller (Auswahl)

- Proxyt® fein, mittel und grob (Vivadent), RDA 7, 36, 83
- Parodontax® (Madaus), RDA 13
- Cleanic® (Hawe Neos), anfänglicher RDA 27, durch Gebrauch abnehmend

Pulverstrahlsysteme

Funktion Pulver-Wasser-Strahlsysteme haben eine Reinigungswirkung auch in sonst unzugänglichen Poren und Ritzen, können also als einzige Instrumente eine wirklich vollständige Entfernung sämtlicher Zahnauflagerungen (Plaque, Pellicel, Verfärbungen) erreichen. Sie wirken dafür aber nicht glättend.

Pulver

Mit den herkömmlichen Bikarbonatpulvern war eine zunehmende Aufrauung der Oberflächen zu beobachten. Daher kann ihre Anwendung nur unter folgenden Einschränkungen und eigentlich nur zur (erstmaligen) Anwendung bei besonders hartnäckigen Verfärbungen empfohlen werden:

Bikarbonatpulver

- Der Pulver-Wasser-Strahl darf *niemals* gegen die Gingiva oder in den gingivalen Sulcus hinein gerichtet werden, da erhebliche Verletzungsgefahr besteht.
- Eine Anwendung auf oder unmittelbar neben zahnärztlichen Restaurationen (insbesondere Füllungen) ist kontraindiziert, auf freiliegenden Zement- und Dentinoberflächen ist ihr Einsatz zumindest umstritten. Er sollte nur punktuell erfolgen.
- Im Anschluss ist eine Oberflächenglättung durch Politur mit Pasten erforderlich.
- Eine sehr sinnvolle Sonderindikation ist die Fissurenreinigung im Zuge der Versiegelung (S. 89).

Neue Calciumcarbonatpulver (z.B. KaVo Prophy-Pearls) wirken wesentlich schonender und können nahezu uneingeschränkt auf allen Zahnoberflächen, also auch auf den Dentinflächen, angewendet werden. Um dieses Vorteils willen sollte der Nachteil der geringeren Abtragsleistung mit dem damit verbundenen Mehraufwand an Zeit und Pulvermenge in Kauf genommen werden.

Calciumcarbonatpulver

Inzwischen stehen mit dem kristallinen Glycinpulver Espe Clean Pro und EMS Perio Strahlgutsorten zur Verfügung, die sogar subgingival in parodontalen Taschen angewendet werden können und dürfen. Die Wurzeloberfläche wird damit schonender behandelt als bei der Handinstrumentierung.

Glycinpulver

Geräte

Es werden fest installierte Standgeräte mit eingebauter Antriebspumpe für Pulver und Wasser (Druckluftversorgung erfolgt extern über den Praxiskompressor) angeboten, aber auch turbinenschlauchadaptier-

Stand- und Handgeräte

bare Pulverstrahlhandstücke. Handgeräte eignen sich für kleinere Maßnahmen im zahnärztlichen Behandlungszimmer, während für den regelmäßigen Einsatz durch die Prophylaxehelferin ein leistungsfähigeres Standgerät vorzuziehen ist.

Probleme

Raumluftkontamination
: Mit einer erheblichen Raumluftkontamination ist zu rechnen, sodass, wie bei der Ultraschallzahnreinigung, umfassende Vorkehrungen zum Infektionsschutz zu treffen sind (präoperative Mundspülung mit Chlorhexidinlösung, Augen- und Gesichtsschutz für den Behandelnden und den Patienten, optimierte Absaugtechnik, Handschuhe usw.).

Zustauben des Behandlungsumfelds
: Etwas unschön ist das Zustauben des Behandlungsumfelds. So ist das Verstauben von Gesicht und Kleidung eine lästige und nicht immer vermeidbare Begleiterscheinung. Das Abdecken des Patienten mit einem OP-Abdecktuch (ca. 80 × 80 cm) mit einer mittigen Rundöffnung (⌀ ca. 8 cm) wird dankbar angenommen und reduziert das Problem auf ein erträgliches Maß.

Hersteller (Auswahl)

- Air Flow Handy® und Air Flow S1® (EMS)
- Prophyflex® (KaVo)
- Cavitron® Prophy-Jet® (Dentsply)

Besonderheiten bei der Reinigung von Implantaten

Instrumente
: Wegen einer möglichen Beschädigung der Implantatoberflächen dürfen nur implantatgeeignete Instrumente aus Kunststoff oder in ihrer Härte abgeschwächte Speziallegierungen aus Titan verwandt werden. Neben entsprechenden Handinstrumenten werden auch speziell für Implantatoberflächen entwickelte Ultraschalleinsätze, meist aus Karbonfaserkunststoffen, vom Dentalhandel angeboten.

Pulverstrahler
: Da sich selten harte Beläge auf Implantaten abgelagert haben, sondern es meist nur um die Entfernung des Biofilms geht, ist zur Implantatreinigung der Einsatz von Pulverstrahlern mit weichem Strahlgut (z.B. Espe Clean Pro) sinnvoll.

Fluoridierung und antimikrobielle Maßnahmen

Experten glauben, dass der Kariesrückgang in den Industrienationen am stärksten auf die allgemeine Verfügbarkeit von Fluoriden, insbesondere über Zahnpasten, zurückzuführen ist.

Fluoridwirkung

Bezüglich der Fluoridwirkung gilt nach aktuellen Erkenntnissen:

- Nicht der Gehalt an Fluorapatit im gewachsenen Schmelzgefüge ist für den Kariesschutz verantwortlich, sondern das reaktionsfähige Fluorid an der Zahnoberfläche. Somit bedarf es einer stetigen, lebenslangen Fluoridzufuhr nach Zahndurchbruch.

- Fluoriddarreichungen wirken nicht »von innen«, sondern nur im Kontakt zur Zahnoberfläche. Auch Fluoridtabletten oder -salz gelangen entweder während des Lutschens/Essens direkt an die Zahnoberflächen, oder indirekt, da sie vom Körper u.a. über den Speichel ausgeschieden werden.

Häusliche Fluoridierung als Basisprophylaxe

Auch bei suboptimaler Mundhygiene, wie sie für die Mehrzahl der Bürger angenommen werden kann, ist eine Kariesreduktion durch Fluoride nachgewiesen. Häufige (mehrmals tägliche) niedrigkonzentrierte Fluoridgaben durch Zahnpasten oder auch durch fluoridiertes Speisesalz, sind wirkungsvoller als seltene, hochdosierte Fluoridanwendungen alle paar Monate. Dies spricht für eine primäre häusliche Fluoridzufuhr mittels Zahnpasten.

Häufige niedrigkonzentrierte Fluoridgaben

Für Kinder gelten folgende Empfehlungen der Deutsche Gesellschaft für Zahn-Mund- und Kieferheilkunde:

Empfehlungen für Kinder

- Es sollten fluoridierte (und jodierte) Speisesalze im Haushalt verwendet werden.

- Ab Zahndurchbruch sollten die Eltern die Kinderzähne zunächst 1 × täglich mit einer maximal erbsengroßen Menge Kinderzahnpasta (mit reduziertem Fluoridgehalt) putzen.

- Neben fluoridierter Zahnpasta sollen keine Fluoridtabletten verwendet werden.
- Ab dem 2. Geburtstag soll 2 × täglich geputzt werden.
- Ab dem Schuleintritt sollte vollfluoridierte Erwachsenenzahnpasta verwendet werden.

> **!** Praxistipp: Gerade bei kleinen Kindern sollte die Zahnpasta zwischen die Borsten gedrückt und nicht nur oben drauf gekleckst werden, damit sie nicht sofort weggelutscht und geschluckt wird!

Fluoridgelees, -lacke oder -lösungen sollte nur nach zahnärztlicher Anweisung zusätzlich eingesetzt werden, z.B. bei erhöhtem Kariesrisiko und im Rahmen gruppenprophylaktischen Maßnahmen.

Indikationen der Intensivfluoridierung

Patienten, bei denen eine Intensivfluoridierung mit höher dosierten Präparaten für die häusliche Anwendung (Gelees, Spüllösungen) indiziert sein kann, sind z.B.:

- Kinder während des Molarendurchbruchs
- Jugendliche mit beginnenden, auf den Bissflügelröntgenaufnahmen gerade sichtbaren approximalen Entkalkungen, aber auch mit White Spots und Schmelzdysplasien
- Kieferorthopädiekinder während und insbesondere direkt nach festsitzender Behandlung
- ältere Patienten mit freiliegenden Wurzeloberflächen
- Patienten mit empfindlichen Zahnhälsen (Kap. 1), insbesondere nach PA-Behandlung oder PZR (anfangs durchaus auch tägliche Anwendung sinnvoll)
- Patienten mit unzureichender Speichelproduktion/Mundtrockenheit

Cave: Fluorosegefahr

Sehr zurückhaltend sollte die Indikation wegen der Fluorosegefahr bei Kindern unter 6 Jahren gestellt werden: Ein hohes Kariesaufkommen rechtfertigt den häuslichen Einsatz alleine noch nicht – nur nach optimierter elterlicher Plaquekontrolle besteht die Chance auf eine Remineralisierung und nur dann kann von einem positiven Nutzen-Risiko-Verhältnis ausgegangen werden.

Fluoridgel wird in der Regel 1 × wöchentlich nach optimaler Zahn- und Zahnzwischenraumreinigung mit der gesäuberten Zahnbürste aufgebracht. Wegen des Säuregehalts der Gele darf mit ihnen nicht fest gebürstet werden (schon gar nicht mit Abrasivstoffen von Zahnpastaresten).

Fluoridgel einbürsten

> Das entstehende Fluorid-Spucke-Gemisch soll ca. eine Minute durch entsprechende Mundbewegungen aktiv zwischen den Zähnen hindurchgepresst werden.

Der Nutzen von Trägerschienen ist nicht belegt, daher ist der Mehraufwand ihrer Anfertigung nur in Ausnahmefällen (z.B. bei Behinderten) gerechtfertigt. Konfektionierte Schienen dürfen nur unter Absaugung, also in der Praxis, zum Einsatz kommen. Überschüsse müssen ausgespuckt und sollen nicht verschluckt werden.

Hochrisikopatienten – professionelle Fluoridierung oder Keimhemmung?

Bei besonders hoher Plaquedicke ist die Fluoridwirksamkeit schlecht, sodass gerade Karieshochrisikopatienten von einer Fluoridierung als Einzelmaßnahme wenig profitieren. Wirksam und indiziert ist in diesen Fällen hingegen eine professionelle Fluoridierung mit vorausgehender Plaqueentfernung, am besten in der zahnärztlichen Praxis.

Professionelle Fluoridierung oder ...

Alternativ besteht für Patienten bzw. Zahnflächen mit besonderem Risiko die Indikation für keimhemmende Maßnahmen vornehmlich mit Chlorhexidindigluconat (CHX). Natürlich gilt dies insbesondere, wenn parodontale Probleme dazukommen oder gar im Vordergrund stehen. Zu beachten ist aber, dass eine Keimhemmung mit CHX wegen der Begleiteffekte wie Geschmacksstörungen und Verfärbungen immer nur als temporäre Maßnahme möglich ist.

... Keimhemmung mit CHX

Bezüglich der kariesreduzierenden Wirksamkeit sind beide Therapieansätze gleich wirksam, während die Kombination, z.B. durch zeitgleichen Auftrag von Fluorid- und CHX-Lack, keine zusätzliche Kariesreduktion im Vergleich zu den Einzelmaßnahmen bewirkte.

Professionelle Fluoridierung

Vorgehen

Vorausgehende Plaqueentfernung

Dass eine Fluoridierung in der zahnärztlichen Praxis besonders wirksam ist, hängt vermutlich nicht so sehr vom eingesetzten Fluoridierungsmittel ab als vielmehr von der Tatsache einer vorausgehenden optimalen Plaqueentfernung.

Ausreichend lange Gelapplikation

Zur Fluoridierung des Gesamtgebisses bietet sich die Gelapplikation an. Sie kann einfach durch Auftupfen erfolgen oder mittels Trägerschienen (nur unter begleitender Absaugung!). Wichtig ist eine ausreichende Verweildauer (4 min) und das Einbringen des Gel-Speichel-Gemisches in die Approximalräume durch aktive Saug- und Spülbewegungen durch den Patienten mittels Zunge und Wangen oder durch leichtes Kauen auf der Trägerschiene.

APF-Gels nicht bei freiliegenden Zahnhälsen

Fluoridgelees sind schwach sauer (pH ca. 5,0). Einige Präparate sind für eine zusätzliche Verbesserung des Ionenaustausches stärker angesäuert (APF-Gels, pH = 3,2). Bei freiliegenden Zahnhälsen verbietet sich der Einsatz derartiger Gels. Die Mechanismen der Schmelz- und Dentinfluoridierung sind völlig andere, die Säurewirkung auf das Dentin hat eine eher schädliche als nützliche Wirkung. Für den gezielten Auftrag in Risikozonen werden Fluoridlacke bevorzugt.

> **!** Abschließend Reste/Überschüsse ausspucken, aber nicht ausspülen lassen!

Aminfluoridgele

Wird ein Aminfluoridgel (z.B. Elmex Gelee®) verwendet, ist eine leicht angefeuchtete Zahnoberfläche besser, da das Gel hydrophil ist und sich besser auf der Zahnoberfläche und in den Zahnzwischenräumen verteilt.

Nachbehandlung und Anwendungsintensität

Nüchterngebot

Damit die Fluoridierung beim Patienten wirkt, darf dieser ca. 1–2 Stunden nach der Behandlung nichts essen oder trinken. Bei Verwendung eines angesäuerten Gels (APF-Gel) ist zudem das Zähneputzen innerhalb der kommenden 24 Stunden nicht erlaubt.

Durch eine sorgfältige Fluoridanamnese können Überdosierungen vermieden werden: Mehr als 2 Arten der Fluoridexposition sollten im Normalfall nicht überschritten werden (z.B. täglich Fluoridzahncreme und ein- bis zweimal jährlich lokale Fluoridierung oder täglich Fluoridzahncreme und fluoridiertes Kochsalz usw.). Auch sollte die örtliche Fluoridkonzentration des Trinkwassers bekannt sein (beim Wasserwerk zu erfragen) und bei den Empfehlungen zur Fluoridierung berücksichtigt werden.

Vermeidung von Überdosierungen

Instrumente und Materialien

Mögliche Instrumente und Materialien sind:

- konfektionierte Fluoridierungslöffel (z.B. Fluora-Tray® [Kerr], Fluorid-Applikator® [Oral-B], GelApplikator [Gaba])
- individuelle Tiefziehschienen
  - Tiefziehgerät (z.B. Erkoform-D2® [Erkodent], Vakuum Former® [White Smile])
  - weichelastische Tiefziehfolie Stärke 2,0 mm (z.B. Erkoflex® [Erkodent])
  - OK- und UK-Kiefermodelle aus Gips (es können die Modelle verwendet werden, die bei der präventiven Befunderhebung hergestellt wurden)
- Herstellung relativer Trockenheit, Absaugen – Watterollen
  - Speichelabsorber (erheblich höhere Saugkapazität als Watterollen, z.B. Dry Tips® [Mölnlycke])
  - Speichelzieher (z.B. Hygoformic® [Orsing])
- Fluoridgelees
  - Amin-Fluorid-Gel (z.B. Elmex-Gelee® [Gaba], Lawefluor N® [Lederle])
  - Natriumfluoridgel (z.B. Fluoridin N5® [Voco])
  - APF-Gel (z.B. Fluor-Gel® [Oral-B])
- Fluoridlacke
  - hoch konzentriert (z.B. Bifluorid 12® [Voco], Duraphat® [Colgate])
  - niedrig konzentriert (»Slow-release«-Prinzip, mehrere Monate anhaftend, z.B. Fluor Protector® [Vivadent])
- Applikationshilfen (z.B. Vivabrush® [Vivadent], Appli-Tips® [Microbrush], Duraphat® Carpulen mit Applikationskanüle [Colgate])

Keimhemmende Maßnahmen

Indikationen und Kontraindikationen

Antimikrobielle Maßnahmen kann der Zahnarzt in den folgenden Fällen veranlassen:

Indikationen
- wenn erhöhte Werte von STEPTOCCOCUS MUTANS beim Patienten festgestellt werden
- bei Schwangeren und Kleinkindern
- während des Zahndurchbruchs im Rahmen des Fissurenmanagements (s.u.)
- bei beginnender Demineralisation (White Spots)
- bei der Betreuung behinderter Patienten

> Bei der Betreuung körperlicher und geistig behinderter Patienten haben sich Chlorhexidinsprays gut bewährt.

Kontraindikationen
Auf antimikrobielle Maßnahmen sollte verzichtet werden, wenn eine ulzerierende Gingivitis und Stomatitis festgestellt werden. Selten kann auch eine Allergie gegen Chlorhexidin oder eines der im Gelee/Lack enthaltenen Stoffe vorkommen.

Vorgehen in der Praxis

Keimreduzierung bei Kindern

Optimierung der mütterlichen Mundhygiene
Eine Keimreduzierung bei der Mutter (möglichst auch bei weiteren engen Bezugspersonen) ist eine der wesentlichen Kariespräventionsmaßnahmen für das Kind. Gelingt dies durch Optimierung der Mundhygiene, konnte zugleich die Kompetenz für effektive Pflege der kindlichen Zähne vermittelt werden. Ansonsten sind chemische Maßnahmen insbesondere im sog. Infektionsfenster indiziert. Das »Infektionsfenster« für die Besiedelung der Mundhöhle mit Mutans-Streptokokken entspricht dem Zeitraum, in dem die ersten Zähne durchbrechen.

Kariesreduktion an Risikostellen

Zur gezielten Kariesreduktion an Risikostellen gibt es für die Anwendung in der Praxis Lacke, die CHX in einer klebrigen Harzlösung enthalten (z.B. Cervitec®). Sie werden nach Trockenlegung gezielt – und sparsam – aufgebracht, da sie schlecht schmecken. Für die allgemeine Keimhemmung ist eine CHX-Gelapplikation mittels Schiene zunächst in der Praxis indiziert:

Risikostellen

Vorgehensweise bei der antimikrobiellen Behandlung

ggf. Herstellung individueller Medikamententrägerschienen
ausschließlich individuell hergestellte Tiefziehschienen aus weichem Material (z.B. Erkoflex®, Stärke 2 mm) verwenden; dazu können die im Rahmen der präventiven Befunderhebung hergestellten Kiefermodelle benutzt werden

Reinigen
Entfernen von Zahnbelägen an Zahnaußenflächen vestibulär und lingual mit weicher Zahnbürste o.Ä., in den Approximalräumen mit Zahnseide oder Interdentalbürstchen

Trocknen
Watterollen bukkal und lingual einlegen oder Speichelabsorber, Luftbläser einsetzen

> **Chlorhexidinintensivkur**
> zur Senkung der Keimzahl in der gesamten Mundhöhle nachfolgende Schritte je dreimal an 2 aufeinander folgenden Tagen wiederholen:
> - Medikamententrägerschienen mit 1%igem Chlorhexidingel beschicken
> - Einsetzen der Schienen, Mund leicht schließen lassen
> - Speichelsauger in Wangentasche einlegen
> - 5 Minuten einwirken lassen (Stoppuhr)
> - Schiene und Watterollen herausnehmen, ausspülen lassen
> - 5 Minuten Pause
> - zweimaliges Wiederholen der Schritte wie beschrieben
>
> **und/oder**
>
> **selektive Chlorhexidinapplikation**
> selektive Reduktion kariogener Keime an besonderen Risikolokalisationen, dabei gezielte Applikation einer dünnen Schicht Chlorhexidinlack (z.B. Cervitec® [Vivadent]) mit feinem Pinselchen oder Applikator (z.B. Vivabrush®), in Zahnzwischenräumen mit Zahnseide verteilen; nach 30 Sekunden Entfernung der Watterolle, nach der Behandlung nicht spülen

Parodontale Taschen

Zur Behandlung von parodontalen Taschen sind Irrigatoren, also stumpfe Spülkanülen hilfreich.

3 Stunden nichts essen oder trinken

Voraussetzung für den Behandlungserfolg ist, dass sich der Patient strikt an die Anweisung des Zahnarztes hält. So darf er nach der Applikation der antimikrobiellen Maßnahmen etwa 3 Stunden nichts essen oder trinken. Wird ein Lack verwendet, so muss er außerdem einen Tag mit dem Zähneputzen aussetzen und darf eine Woche lang keine Zwischenraumpflege betreiben.

Lackbehandlungen sollten alle 3 Monate, anfänglich ggf. öfter wiederholt werden, bis sich das klinische Bild des Patienten deutlich bessert. Bei einer Gelbehandlung sollte der Erfolg der Anwendung durch einen erneuten Speicheltest ungefähr eine Woche nach der Applikation überprüft werden und eine weitere Überprüfung nach 6 Monaten stattfinden.

Wiederholungen, Kontrollen

> Praxistipp: Bewusst sein sollte dem Patienten, dass er durch einen Intimpartner, der keine antimikrobiellen Maßnahmen durchführt, reinfiziert werden kann. Daher ist es sinnvoll, den Partner/die Partnerin in die mikrobielle Diagnostik/Therapie mit einzubeziehen.

Vorgehen zuhause

Für die häusliche Anwendung werden Spüllösungen oder Sprays des gleichen Medikaments verordnet. Bei zuverlässigen Patienten und guter Mitarbeit ist diese häusliche Anwendung eine Alternative zu der in der Praxis durchgeführten Chlorhexidinintensivkur. Nach Instruktion zur Handhabung werden die Schienen 14 Tage lang nach der abendlichen Zahnpflege für jeweils 5 Minuten eingesetzt. Nach Herausnahme der Schienen kann der Mund ausgespült werden. Weiteres Essen oder Trinken vor dem Schlafengehen sollte jedoch unterbleiben. Während der häuslichen Maßnahmen kann der Patient zwei- bis dreimal zur Kontrolle einbestellt werden.

Spüllösungen oder Sprays

Der Patient sollte darauf hingewiesen werden, dass es bei häuslichen Maßnahmen zu unangenehmen Nebenwirkungen wie Geschmacksirritation, Zahnverfärbungen, selten auch zu Gingivareizungen kommen kann. Er sollte sich dadurch möglichst nicht entmutigen lassen und die Therapie weiterführen, denn diese möglichen Begleiterscheinungen sind reversibel und verschwinden nach Beendigung der Behandlung. Lediglich bei einer starken Gingivairritationen ist die Behandlung abzusetzen.

Nebenwirkungen

Full Mouth Desinfection

Konzept

Zusätzliche Zungenreinigung und CHX-Spray-Anwendung

Bezüglich der Parodontitiskeime musste man erkennen, dass diese keineswegs nur in Zahnfleischtaschen hausen, sondern sich auch auf der Zunge zwischen den Papillen und auch auf den Rachenmandeln ansiedeln. Das Konzept der »full mouth desinfection« (Keimverminderung im gesamten Mundraum) empfiehlt für besonders anfällige Patienten neben zahnärztlichen Maßnahmen daher eine tägliche mechanische Zungenreinigung und sporadische CHX-Spray-Anwendungen im Rachen.

Zungenreinigung

Wirkung gegen Keime und Mundgeruch

Eine Zungenreinigung dient nicht nur der Keimreduktion, sondern stellt auch (neben guter Zahnpflege) die wirksamste Maßnahme gegen Mundgeruch dar. Hierfür gibt es eigens hergestellte Zungenreiniger, die flacher sind als Zahnbürsten und so weniger Würgereiz durch Gaumenberührung verursachen.

Instrumente und Materialien

- individuelle Tiefziehschienen:
  - Tiefziehgerät (z.B. Erkoform-D2® [Erkodent], Vakuum Former® [White Smile])
  - weichelastische Tiefziehfolie Stärke 2,0 mm (z.B. Erkoflex® [Erkodent])
  - OK- und UK-Modelle aus Gips (es können die Modelle verwendet werden, die bei der präventiven Befunderhebung hergestellt wurden)
- Herstellung relativer Trockenheit, Absaugen:
  - Watterollen
  - Speichelabsorber (erheblich höhere Saugkapazität als Watterollen, z.B. Dry Tips® [Mölnlycke])
  - Speichelzieher (z.B. Hygoformic® [Orsing])
- Chlorhexidin-Digluconat-Gelee 1%:
  - Corsodyl Gel® (SmithKline Beecham)
  - Chlorhexidin Dental Gel® (Dentsply De Trey)

- Chlorhexidin-Digluconat-Lack:
  - Cervitec® (Vivadent)
  - Applikationshilfen (z.B. Vivabrush® [Vivadent], Appli-Tips® [Microbrush])
  - Irrigatoren: stumpfe Irrigationskanülen zum atraumatischen Einführen in den Sulcus; Spülung in der Regel mit oralen Antiseptika

- Mundspüllösungen zur chemischen Plaquekontrolle: gebrauchsfertige Lösungen zur Mundspülung mit plaquehemmenden Wirkstoffen wie z.B. Chlorhexidindigluconat, Triclosan, Cetylpyridiniumchlorid und anderen; oft kombiniert mit weiteren Inhaltsstoffen, die ebenfalls kariesprotektive Wirkungen besitzen, aber nicht Hauptwirkstoff sind (z.B. Fluoride)

Fissurenmanagement und -versiegelung

Wenn man versiegeln *kann,* ist es für manche Fissur bereits zu spät! Die größte Plaquebelastung besteht, solange das Fissurensystem noch teilweise von Gingiva bedeckt ist. Daher ist das Fissurenmanagement in der Durchbruchsphase für manche Patienten von größerer Bedeutung als die Versiegelung selbst.

Größte Plaquebelastung in der Durchbruchsphase

Fissurenmanagement

Anleitungen für zuhause

Durchbrechende 6-Jahr-Molaren gehören in die besondere Verantwortung der Eltern – auch wenn das Kind ansonsten bereits weitgehend erfolgreich selbst putzt.

Da sich die Kaufläche zunächst deutlich unter dem Niveau der Milchmolaren befindet, kann die Zahnbürste sie nicht erreichen, während sie zugleich auf den davor stehenden Milchmolarenkauflächen aufliegt! Wird eine normale Zahnbürste verwendet, so muss sie hinter dem Milch-5er quer zur Zahnreihe angesetzt werden, sodass sie nur den 6er trifft! Um die tieferen Fissuren zu erreichen, muss »stochernd«, nicht schrubbend geputzt werden.

Putztechnik

Die Anwendung von Einbüschelbürsten oder auch Elektrozahnbürsten mit kleinem Kopf sind sinnvoll.

Bei erhöhter Kariesneigung ist der gezielte Einsatz von Fluorid-Gel 1×/Woche indiziert.

Professionelles Fissurenmanagement

Regelmäßige Fissurenreinigung

Solange keine Versiegelung möglich ist, werden die Kinder alle 3 Monate einbestellt zur Fissurenreinigung und Keimhemmung und/oder Fluoridierung.

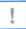 Eine Fissurenreinigung ist generell – besonders aber bei unvollständigem Durchbruch – nicht mit Bürsten, sondern nur mit Pulverstrahlgeräten möglich!

Keimreduzierung

Bei ausreichender häuslicher Fluoridzufuhr bietet sich abschließend die Keimreduzierung mit Chlorhexidindigluconat-Lack (Cervitec®) an. Bei erhöhtem Kariesrisiko ist es sinnvoll, diese Maßnahmen auch auf die Fissuren der Milchmolaren auszudehnen.

Versiegelung

Indikationen

Versiegelungsmaßnahmen können indiziert sein:

- bei allen kariesgefährdeten Fissuren der Molaren und Prämolaren
- bei plaqueretentiven Grübchen an Bukkal- und Lingualflächen aller permanenten Zähne
- bei stark zerklüftetem okklusalen Relief, ggf. auch an Milchmolaren

Herabsetzung des Infektionsniveaus

Durch die Eliminierung bakterieller »Brutstätten« geht die Wirkung der Fissurenversiegelung über die unmittelbar versiegelte Fissur hinaus: Sie führt insgesamt zu einer Herabsetzung des Infektionsniveaus in der Mundhöhle.

Präventive Interventionsmöglichkeiten

Die klassische Versiegelung hat hohe Verlustraten: Nach 3 Jahren waren nur 65% der unteren und sogar nur 35% der oberen Molaren intakt. Dies führt im Einzelfall auch zu Karies nicht nur trotz, sondern *wegen* Versiegelung. Trotzdem ist – z.B. in Studien mit Halbseitenvergleich – ihr kariesprotektiver Nutzen zumindest bei insgesamt hohem Kariesrisiko eindeutig bewiesen.

Kariesprotektion

> Je geringer das Kariesrisiko des Individuums, desto schlechter ist das Risiko-Nutzen-Verhältnis von Versiegelungen.

Die Indikation muss daher individuell risikoabhängig gestellt werden (Tab. 10).

Allgemein	• mehrere neue kariöse Läsionen oder Kavitäten im vergangenen Jahr • Glattflächenkaries, aktive Läsionen • unversorgte Milchzahnkaries • häufige kariogene Zwischenmahlzeiten • unzureichendes Fluoridangebot • soziale Verhältnisse mit kariesförderndem Einfluss • Unzuverlässigkeit, Nichteinhaltung der Kontrolluntersuchungstermine
Spezifisch	• Fissuren plaquegefüllt • ungünstige Morphologie/tiefe Fissuren • Defekte am kontralateralen Molaren

Tab. 10
Indikatoren für ein erhöhtes Kariesrisiko der Fissuren

Bei der Indikationsstellung zur Fissurenversiegelung handelt es sich nicht um eine Ja/Nein-Entscheidung! Lange nicht jede Fissur bedarf überhaupt der Versiegelung, manche wegen Karies am Fissurenfundus bereits einer erweiterten Versiegelung oder einer Füllung. Es ergeben sich daher 3 Optionen:

- gar nicht versiegeln
- präventiv versiegeln
- erweiterte Versiegelung

Präventive Versiegelung

Bei hohem allgemeinem Kariesrisiko ist eine frühestmögliche präventive Versiegelung, in seltenen Fällen sogar eine Vorversiegelung von Teilen des Fissurensystems mit Glasionomerzement indiziert. Glasionomerversiegelungen sind nicht dauerhaft und müssen daher später durch eine Kunststoffversiegelung ersetzt werden, haben aber die Vorteile der geringeren Feuchtigkeitsanfälligkeit und der Fluoridabgabe.

Glasionomerversiegelungen nur als Vorversiegelung

Auch eine Versiegelung von Milchmolaren kann bei Karieshochrisikokindern indiziert sein.

Sonst wird mithilfe des Fissurenmanagements der vollständige Durchbruch abgewartet und die Indikation zur präventiven Versiegelung abhängig von der Fissurentiefe und dem Pflegeniveau zurückhaltend gestellt. Foramina caeca benötigen häufiger Versiegelungen. In selteneren Fällen sind sie auch bei Prämolaren sinnvoll.

Zurückhaltende Indikationsstellung

Erweiterte Versiegelung

Bei bereits verfärbten Fissuren ist eine erweiterte Fissurenversiegelung indiziert. Eine Füllung ohne Mitversiegelung angrenzender Fissurenausläufer dürfte in der präventiven Zahnheilkunde äußerst selten vorkommen!

Versiegelungstechnik

Die schlechte Retentionsquote der klassischen Versieglungstechnik (nur 50% der Versiegelungen waren nach 3 Jahren noch intakt) verpflichtet zu qualitätssteigernden Maßnahmen. Hierzu existiert inzwischen eine Flut von Veröffentlichungen und Konzepten. Die Zahnärztliche Zentralstelle Qualitätssicherung hat hierzu eine evidenzbasierte, eher konservative Leitlinie herausgegeben (http://www.zzq-koeln.de).

Qualitätssteigerung erforderlich

Anstelle einer langen theoretischen Diskussion wird hier das in der eigenen Praxis angewendeten Konzept dargestellt und im Detail begründet (Tab. 11).

Konzeptbeispiel

Vorgehensweise Versiegelung	Begründung der Einzelschritte
Reinigung mit Pulverstrahlgeräten	nur diese dringen bis in die Tiefe der Fissur vor!
Kariesdiagnostik (durch den Zahnarzt!) durch • Inspektion (Sonde ist nicht hilfreich!) • Laserfluoreszenzmessung (Diagnodent) • oder auch Bissflügelröntgenbilder • im Zweifelsfall Fissureneröffnung	• Auswertungen von Bissflügelröntgenaufnahmen ergaben bei 11% aller klinisch intakten Molaren eine »versteckte« okklusale Dentinkaries • belassene Karies wird durch eine dichte Versiegelung arretiert und schreitet nicht weiter fort, die dauerhafte Dichtigkeit ist aber keineswegs sicher • daher sollte erkennbare Karies immer entfernt werden (was häufig zu einer erweiterten Versiegelung führt)
ggf. Fissureneröffnung mit zierlichen Schleifern oder KCP und Excavation	wir benutzen Partikelstrahlgeräte (KCP) routinemäßig zur Reinigung und, wo erforderlich, zur Fissureneröffnung in einem Arbeitsgang
Trockenlegung	gerade bei früher Versiegelung ist nur eine relative Trockenlegung realistisch, da eine Kofferdam-Anlage wegen der erforderlichen massiven Gingivaretraktion nur unter Anästhesie möglich ist
ggf. kurzes Vorätzen zur Neutralisierung und Zwischenspülen	nur nach Anwendung von basischem Strahlpulver (z.B. aus Bicarbonat)
Ätzen der gesamten Kaufläche mit Phosphorsäure • für 60 Sekunden • bei Milchmolaren für 120 Sekunden • dann gründliches Abspülen mit Luft-Wasser-Spray und ggf. Erneuerung der relativen Trockenlegung	• mit Ultraetch wurde ein Ätzgel gewählt, dass aufgrund einer benetzungsfördernden Komponente tiefer in die Fissuren eindringt als andere Gele (für die eine Ultraschallaktivierung empfohlen wird), aber nicht so leicht verläuft wie flüssige Säure. Auftrag mit Kanüle • ohne KCP-Anwendung muss deutlich länger als die 30 Sekunden bei Füllungstherapie geätzt werden, da fluoridangereicherter Oberflächenschmelz besonders schwer ätzbar ist!

Tab. 11
Vorgehen bei der Versiegelung

Vorgehensweise Versiegelung	Begründung der Einzelschritte
Trocknen mit Luft dann Anwenden von (gefülltem) Dentinhaftvermittler (z.B. Optibond) gemäß Herstellervorschrift dann Aushärtung	statt nach der Lufttrocknung diese durch Azetonanwendung zu verbessern, bevorzugen wir (auch ohne Dentinbeteiligung) die routinemäßige Anwendung eines gefüllten Dentinadhäsivs (Optibond 2-Flaschen-System): • sichere Penetration in den Fissurenfundus • keine Reduzierung der Retention alleine durch Atemfeuchtigkeit wie bei der klassischen Versiegelungstechnik (ohne Kofferdamanlage) • bereits eine Versieglung alleine mit einem gefüllten Adhäsiv (Optibond) hatte bessere Ergebnisse als eine klassische reine Resinversiegelung! • das Adhäsiv gleicht die geringfügig verringerte Penetrationsfähigkeit der abrasionsfesten fließfähigen Composits im Vergleich zu klassischen Versieglermaterialien aus • das Vorgehen mit und ohne Fissureneröffnung/Füllung bleibt so gleich
fließfähiges Composit einbringen • mit Applikatorspritze unter Vermeidung von Lufteinschlüssen • ggf. mit Sonde »einmassieren« • Überschüsse mit kleinem Schaumstoffpellet in Richtung Höckerspitzen wegwischen • ggf. Ergänzen größerer Teilkavitäten mit hochgefülltem Kunststoff Aushärtung	• die Anwendung von Flow-Materialien in Verbindung mit Adhäsiv-Systemen führt zu deutlich verbesserter Versieglerretention • das Verschleißverhalten ist überlegen • gleiche Materialien bei Vorgehen mit und ohne Fissureneröffnung Abrechnungstipp: Bei Teilkavitäten kann eine Füllung und eine Fissurenversiegelung nebeneinander berechnet werden
Kontrolle • auf Unter- und Überschüsse mit Sonde und feinem Scaler • Okklusionskontrolle, ggf. Einschleifen mit Feinkorndiamant	
Politur mit Bürstchen, z.B. mit Compositpolierern (Occlubrush)	zur Entfernung der wegen Sauerstoffinhibition nicht vollständig auspolymerisierten Kunststoffbestandteile
Fluoridierung	

Tab. 11 *(Fortsetzung)*

> **Praxistipp:** Insbesondere Kindern fällt es oft schwer, zumal bei Versiegelung mehrerer Zähne, den Mund eine ausreichend lange Zeit offen zu halten. Der Einsatz von Aufbissblöcken (z.B. OpenEx® [Hager & Werken]) und Lippenspreizern (z.B. Spandex® [Hager & Werken]) ist für den Patienten entspannend und schafft ein sehr übersichtliches Arbeitsfeld.

Ernährungsempfehlungen

Im Alltag kann man die Erfahrung machen, dass Kinder mit Süßigkeiten geradezu »überschüttet« werden: Beim Einkaufsbummel, in der Apotheke, bei der Bank oder sogar mit Lutschern im Wartezimmer des Kinderarztes.

> **Kinder sind eine der meistgefährdeten Kariesrisikogruppen!**

Leider sind Ernährungs- bzw. Trinkgewohnheiten noch wesentlich schwerer zu ändern als Zahnpflegegewohnheiten. Häufig klappt eine Änderung hin zu gesünderer Ernährung nur, wenn die ganze Familie mitzieht. Der Effekt ist darüber hinaus begrenzt: Personen mit geringerem Zuckerverbrauch und günstigerem Ernährungsverhalten, aber schlechten Mundhygienegewohnheiten hatten in Untersuchungen immer noch mehr Karies als solche mit hohem Zuckerverbrauch, aber guter Mundhygiene (mit Fluoridzahnpasta). *Begrenzter Effekt einer Ernährungsumstellung*

Versuche zur Ernährungslenkung sind somit nur bei besonders risikoträchtigen Verhaltensweisen (Tab. 12) und bei Karieshochrisikopatienten in Form von gezielten Ernährungshinweisen lohnend. Hierbei sollte es sich um leicht umsetzbare und besonders wirksame Einzelmaßnahmen handeln, die positiv formuliert werden (Alternativempfehlungen statt Verboten!) wie z.B.: *Hinweise bei Hochrisikopatienten*

- Zahnpflege-Kaugummis nach einer Zwischenmahlzeit, wo keine vollständige Zahnpflege möglich ist
- Ersatz kariogener Süßigkeiten durch solche mit Zuckeraustauschstoffen

- Mineralwasser statt Saft als Durstlöscher
- Trinkbecher statt Dauernuckelflasche
- Obst und Nüsse (nicht Rosinen!) statt Schokolade

Bewusstmachung unbekannter Kariesquellen   Oft hilft schon eine Bewusstmachung unbekannter Kariesquellen. So wird »versteckter« Zucker, z.B. als Konservierungsstoff in Fertignahrungsmitteln, in Medikamenten oder in Dauerbackwaren, oft nicht als Zucker wahrgenommen. Ebenso werden »gesunde« Süßungsmittel wie Honig oder Ahornsirup häufig fälschlicherweise für weniger kariogen gehalten als raffinierter Zucker. Zudem grassiert noch immer das Gerücht, Zucker sei eine unverzichtbare Energiequelle.

Wenn Ernährungsberatung, dann intensiv   Eine umfassendere Ernährungsberatung ist nur in seltenen Ausnahmefällen bei hoch motivierten Patienten Erfolg versprechend; diese Patienten zeigen in der Regel bereits eine absolut perfekte Zahnpflege und eigenes Interesse! Wenn eine solche Beratung unternommen wird, sollten sie aber umso systematischer und konsequenter durchgeführt werden, um einen Erfolg wahrscheinlich zu machen. Dazu muss der Patient für wenige Tage ein Ernährungs- und Zahnpflegeprotokoll führen, das dann gemeinsam ausgewertet wird.

Ernährungsprotokoll als Grundlage   Im Handel wird ein »Ernährungsprotokoll« (Format DIN A4, 3-fach gefalzt) als Baustein des Drei-Stufen-Konzepts® von Dr. Klaus-Dieter Hellwege (s.a. www.mehrzahngesundheit.de) angeboten. Das Ernährungsprotokoll ist die Grundlage der zahnärztlichen Ernährungsanalyse und -beratung. Empfehlungen, die Ernährungsfragen betreffen, werden nur dann umgesetzt, wenn sich der Patient mit deren Inhalten persönlich identifiziert, d.h., wenn sie konkret und spezifisch sind. Dies setzt eine genaue Kenntnis der Ernährungsgewohnheiten voraus.

Protokollinhalte   Über einen Zeitraum von mindestens 2 Tagen protokolliert der Patient lückenlos:

- sämtliche Speisen und Getränke
- den Zeitpunkt und die Dauer der Einnahme
- alle Maßnahmen zur Zahnreinigung

Dazu sollte er das Ernährungsprotokoll ständig mit sich führen und sämtliche Eintragungen sofort vornehmen. Das Protokoll wird dann in der Praxis gemeinsam ausgewertet.

Bei der Auswertung des Ernährungsprotokolls werden die Eintragungen im Tagesablauf grafisch dargestellt. Dabei unterscheiden sich ein »zahnschonender« und ein »zahngefährdender« Bereich. So werden beispielsweise die nächsten ca. 30 Minuten (= Dauer der »Oral Sugar Clearance«) nach Einnahme eines kariogenen Nahrungsmittels als zahngefährdend rot markiert. In dieser Zeit befindet sich der Plaque-pH unterhalb des kariogenen Werts von 5,7 (kariogene Keime verstoffwechseln niedermolekulare Kohlenhydrate zu organischen Säuren).

Grafische Auswertung

> Durch die grafische Auswertung wird sehr anschaulich dargestellt, über welche Zeit der Zahn destruktiven Säureattacken ausgesetzt ist und wie lange die dazwischenliegenden Regenerationsphasen sind. Überwiegen die zahnschädigenden Zeiten, entsteht Karies.

Besonders risikoträchtige Gewohnheiten werden verdeutlicht und es können Möglichkeiten zu ihrer Änderung erarbeitet werden. Verhaltensänderungen sollten zum Zwecke der Eigenkontrolle durch erneute Protokollierung überprüft werden.

Glücklicherweise müssen keine Ernährungsempfehlungen aus rein zahnärztlicher Perspektive ausgesprochen werden, die den allgemeinmedizinischen Empfehlungen nach abwechslungsreicher Ernährung entgegenstehen. Dies gilt zumindest, solange eine systematische, schonende Mundhygiene mit fluoridhaltiger Zahnpasta stattfindet. Wohl aber können orale Probleme Anlass bieten, auf die Wichtigkeit einer ausgewogenen, gesunden Ernährung hinzuweisen.

Kein Widerspruch zu allgemeinmedizinischen Empfehlungen

Die neueste Ernährungsempfehlung seitens der Weltgesundheitsorganisation (WHO) sind denkbar einfach: »*Esse 5-mal täglich Obst oder Gemüse!*«, wobei nicht vorgeschrieben ist, ob diese frisch, eingemacht oder in getrockneter Form aufgenommen werden. Damit nimmt sie den nachweisbaren Trend zu mehr Fruchtverzehr auf. Diese Empfehlung birgt zusammen mit immer intensiverer individueller Zahnpflege eine zunehmende Erosions- und Abrasionsgefahr, der es ggf. durch

WHO-Empfehlung aus zahnmedizinischer Sicht

Instruktion in sanfteren Reinigungstechniken und -mitteln vorzubeugen gilt.

Die Empfehlung, die Nahrungsaufnahme auf 5 statt 3 Mahlzeiten zu verteilen, sollte zahnärztlicherseits durch den Hinweis ergänzt werden, dass weitere Zwischenmahlzeiten nicht wünschenswert sind.

Nahrungskomponenten und Ernährungsverhalten	
mit erhöhtem Kariesrisiko	die zahnschonend wirken
• Zucker aus Früchten – egal ob getrocknet oder frisch – und ebenso aus (gekochten) Stärkeprodukten sind entgegen verbreiteter Meinung keineswegs weniger kariogen als isolierter Zucker • Stillen über den Zeitpunkt des Zahndurchbruchs hinaus fördert, wenn das Kind die ganze Nacht bei der Mutter liegt und freien Zugang zur Brust hat, Karies • unkontrollierte Benutzung von Saugerflaschen ist unabhängig vom Inhalt gefährlich, da die Remineralisierung durch die ständige Speichelverdünnung verhindert wird • Obstsäfte sind nach dem Verbot von Zuckertees zur häufigen Ursache von Nuckelflaschenkaries geworden • auch das häufige Essen frischer Früchte, wie es z.B. bei Farmarbeitern vorkommt, wirkt kariessteigernd	• Käse ist eines der wenigen basischen Nahrungsmittel, kann also Säuren neutralisieren – Käsebrote sind daher ein sinnvoller Pausensnack • ungesüßter Joghurt und Frischkäse wirken dank ihres hohen Mineralgehalts nicht entkalkend • einen nachgewiesenen karieshemmenden Effekt haben Zuckeraustauschstoffe, bevorzugt in Kaugummis, allen voran das Xylit, das sogar remineralisierend wirkt und offensichtlich als Nebeneffekt auch Mittelohrentzündungen vorbeugen hilft – besonderen Nutzen hat es bei Mundtrockenheit und zur Vorbeugung von Wurzeloberflächenkaries • bei extremer Kariesanfälligkeit kann eine zusätzliche Zahnpflege vor dem Essen durch Reduktion der Plaquemenge Demineralisierungen vorbeugen

Tab. 12
Nahrungskomponenten und Ernährungsverhalten

Spezielle Probleme

Desensibilisierung empfindlicher Zahnhälse

Bevor Zahnhälse empfindlich auf Kälte und Wärme reagieren, müssen sie zunächst frei liegen, es muss sich also das natürlich bedeckende Zahnfleisch zurückgezogen haben. Dies kann durch bakteriell bedingten parodontalen Abbau oder durch mechanische Schädigung bei falscher Bürsttechnik bedingt sein. Eine nichtentzündliche, altersbedingte Involution (Parodontosis) wird diskutiert.

Mögliche Ursachen

Das nun freiliegende Dentin hat eine poröse Grundstruktur. Ob es empfindlich reagiert, hängt lediglich davon ab, ob die Dentinkanälchen an der Oberfläche offen stehen oder verschlossen sind. Verschlossen werden sie natürlicherweise durch Mineralpfröpfe, die in den folgenden Fällen fehlen oder reduziert sein können:

Verschluss der Dentinkanälchen entscheidend

- wiederholte Säureeinwirkung, z.B. durch säurehaltige Nahrung, Obstsäfte oder säurehaltige Erfrischungsgetränke
- dauerhaft forciertes/grobes Zähneputzen mit falscher Technik und/oder zu abrasiver Paste
- Mikrorissbildung im Zahnhalsbereich durch erhöhte Biegebelastung in Folge von Bruxismus (Ausprägung keilförmiger Defekte)
- professionelle Zahnreinigung

Primäre Maßnahmen

Der primäre Behandlungsansatz besteht aus

Präventiver Behandlungsansatz

- Reduzierung der Noxen, also
  - Umstellung auf schonendere Bürsttechniken und weichere Bürsten
  - Empfehlung einer Spezialzahnpasta für empfindliche Zahnhälse (z.B. Sensodyne, Oral-B Sensitive, Elmex Sensitive)

- Bewusstmachen und Vermeiden schädlicher Ernährungs- und Trinkgewohnheiten, Pflege frühestens 30 Minuten nach Säureaufnahme
- Förderung der Remineralisierung durch tägliche häusliche Intensivfluoridierung mit Fluoridgel (z.B. Elmex-Gelee) oder auch Spüllösungen (z.B. »Elmex Sensitive Zahnspülung«), bis die Beschwerden gelindert sind. Der Patient muss in schweren Fällen einige Tage bis Wochen Geduld mitbringen!

Nur wenn diese primären Maßnahmen keinen Erfolg haben, sind professionelle Desensibilisierungsmaßnahmen indiziert.

Professionelle Desensibilisierung

Vorgehen

Die professionelle Desensibilisierung besteht aus Reinigen und Trocknen der ausgewählten Zähne sowie dem Applizieren des Wirkstoffs. Das Vorgehen ist im Folgenden zusammengestellt.

Professionelle Behandlung hypersensibler Zahnhälse

Zahnauswahl
bei der Auswahl der Zähne, die behandelt werden sollen, ist ein quadrantenweises Vorgehen empfehlenswert

Reinigen
Entfernung sämtlicher Plaque, Verfärbungen, mineralisierter Beläge usw. von den zu behandelnden Flächen – keine Desensibilisierungsmaßnahmen bei kariös erweichtem Dentin!

Spezielle Probleme

Trocknen
Herstellung relativer Trockenheit durch Watterollen oder Speichelabsorber (z.B. Dry Tips®). Speichelsauger mit gleichzeitiger Abhaltung der Zunge (z.B. Hygoformic®). Trocknen der empfindlichen Flächen mit Wattepellets oder Watterollen (erwärmte Druckluft dehydriert das freiliegende Dentin und verstärkt die Schmerzempfindlichkeit)

Applizieren
Lösungen mit feinem Wattepellet, Mikropinsel o.Ä. gezielt auftragen. Bei einigen Präparaten, z.B. Dentinadhäsiven (»Primer«), Kontakt mit der Gingiva möglichst vermeiden (Herstellerangaben beachten)

Einwirken/Polymerisieren
je nach Herstellerangaben Lack ausreichend lange einwirken lassen, ggf. polymerisieren, trocknen usw.

Instruktion, Motivation
Bei der Reinigung der empfindlichen Flächen muss die Plaquekontrolle einerseits perfekt sein, andererseits aber auch ein möglichst schonend erfolgen

Wiederholung
die Desensibilisierung kann bei Bedarf im Abstand von 1–3 Tagen insgesamt bis zu 5-mal durchgeführt werden

Je nach enthaltenen Wirksubstanzen werden 3 Gruppen von Desensibilisierungspräparaten unterschieden (Tab. 13).

Gruppe	Beispiele/Erläuterung	Präparate und Hersteller
Fluoridpräparate	Natriumfluorid, Natriummonofluorphosphat, Zinnfluorid, Aminfluorid	• Bifluorid 12® (Voco) • Fluor Protector® (Vivadent) • Elmex Fluid® (Gaba) • Duraphat® (Colgate)
Dentinprimer	Auto- und Photopolymerisate zur Dentinhaftvermittlung auf Kunststoffbasis	• Gluma® Desensitizer (Heraeus Kulzer) • System.de-sensitizer® (Vivadent)
metallische Salze	Strontiumchlorid, Kaliumoxalat, Kaliumchlorid u.a.	• D/Sense2® (Centrix) • Dentin-Versiegelungsliquid® (Humanchemie)

Tab. 13
Wirkstoffe und Hersteller

Verschiedene Präparate bereithalten

Aus noch ungeklärter Ursache wirken Desensibilisierungspräparate nicht bei allen Patienten gleich gut. Sinnvoll ist es daher, Präparate mit unterschiedlichem therapeutischem Prinzip bereitzuhalten, z.B. ein Fluoridpräparat, einen Dentinprimer und ein Präparat auf Basis der Ausfällung anorganischer Salze. Tritt nach 3 Applikationen keine deutliche Besserung der Beschwerden ein, sollte auf ein anderes Präparat gewechselt werden.

> **Praxistipp:** In extrem hartnäckigen Fällen kann versucht werden, mit einem gefüllten lichthärtenden Dentinhaftvermittler (z.B. Optibond® das Dentin mit einem dünnen Schutzfilm regelrecht zu versiegeln.
>
> Keilförmige Defekte von mehr als 1 mm Tiefe sollten generell adhäsiv aufgefüllt werden, erstens um ihr Fortschreiten zu stoppen, zweitens zur Rezessionsprophylaxe: Durch Wiederherstellung der zervikalen Zahnwölbung wird das Zahnfleisch vor übermäßiger Bürstbelastung geschützt.

Instrumente und Materialien

- zur Herstellung relativer Trockenheit, zum Absaugen
  Watterollen
  - Speichelabsorber (erheblich höhere Saugkapazität als Watterollen, z.B. Dry Tips® [Mölnlycke])
  Speichelzieher (z.B. Hygoformic® [Orsing])
- Präparate für die professionelle Desensibilisierung s. »Dentinversiegler«
- Applikationshilfen (z.B. Vivabrush® [Vivadent], Appli-Tips® [Microbrush], Duraphat® Carpulen mit Applikationskanüle [Colgate])
- Hilfsmittel und Präparate für häusliche Desensibilisierungsmaßnahmen
  - Handzahnbürsten (z.B. Meridol® [Gaba])
  - therapeutische Zahncremes (z.B. Sensodyne®, Block Drug, Oral B Sensitive® [Gilette], Elmex Sensitive® [Gaba])

Verminderter Speichelfluss

Mundtrockenheit, zähfließender Speichel und/oder niedrige Speichelpufferkapazität prädisponieren in höchstem Maße zur Kariesentwicklung. Bereits gewohnheitsmäßige Mundatmung führt über Austrocknung zu einer gestörten Schutzfunktion. Kariogene Ernährungsgewohnheiten und nachlässige Mundhygiene potenzieren das Krankheitsrisiko dieser Patienten zusätzlich. Die bei normalen Speichelverhältnissen ausreichenden Präventivmaßnahmen müssen in diesen Fällen erheblich verstärkt werden. Unterbleibt die intensive häusliche Mitarbeit, unterhöhlt dies alle Präventionsbemühungen in der Praxis.

Hochrisiko Mundtrockenheit

Zentrale Informationen sollten zusätzlich in schriftlicher Form mitgegeben werden (Abb. 22).

Patienteninformation

Damit eine Behandlung gegen Xerostomie oder Oligosialie greift, ist es wichtig, alle Möglichkeiten der oralen Prävention auszuschöpfen. Hierunter fallen sowohl die Ernährungslenkung (»Ernährungsprotokoll«, S. 96) als auch die Kontrolle der Mundhygiene des Patienten. Fluoridierungs- und Versiegelungsmaßnahmen sind ebenfalls angeraten. Ein möglicher Behandlungsablauf ist im Folgenden zusammengestellt.

Orale Prävention mit allen Mitteln

Dr. Martin Mustermann
Arzt für Zahnheilkunde

Patienteninformation

Dr. Martin Mustermann
Arzt für Zahnheilkunde

Musterstraße 30
74635 Musterstadt
Telefon: 01234 567890
Fax: 01234 567891
E-Mail: dr.mustermann@provider.de
Internet: www.zahnarzt-mustermann.de

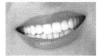

Sehr geehrter Patient,

Sie haben eine verminderte Speichelproduktion.

Dies ist von Nachteil, denn der Speichel ist der beste Freund Ihrer Zähne:

- Er versorgt die Zahnoberfläche ständig mit neuen Kalkbausteinen und ersetzt damit das, was bei jeder Nahrungsaufnahme verloren geht. So bleiben die Zähne hart.
- Er löst Essensreste von den Zähnen und spült sie davon.
- Er enthält bakterienhemmende Stoffe.

Der größte Gegner Ihrer Zähne ist der bakterielle Zahnbelag Plaque:

- Er lockert das Zahnfleisch, bis es zurückweicht und greift auch den Knochen an, der den Zahn halten soll.
- Er raubt dem Zahn Kalkbausteine – und frisst sich in ihn hinein. Freiliegende Zahnhälse sind dabei besonders gefährdet.

Was können Sie tun?

- Nehmen Sie viel Flüssigkeit zu sich (kohlensäurefreies Wasser, Suppen, Kräutertees außer Kamille).
- Bevorzugen Sie speichelflussanregende Speisen.
- Putzen Sie bereits vor dem Essen.
- Putzen Sie nicht sofort nach dem Essen die Zähne.
- Gewöhnen Sie sich daran, fluoridhaltige, zuckerfreie (Xylit-)Kaugummis zu kauen: Diese regen den Speichelfluss an; zusätzlich trägt das Fluorid zur Härtung des Zahnes bei. Der Zuckeraustauschstoff Xylit wirkt zudem bakterienhemmend.
- Verwenden Sie Fluoridgel zur Zahnhärtung.

Bei empfindlichen Schleimhäuten können folgende Tipps helfen:

- Vitamin-A-haltige Kost (Tomaten, Karotten, Gemüsesäfte) mit einigen Tropfen Olivenöl
- zur Linderung bei akuten Problemen: kühles Joghurt mit einigen Tropfen Pflanzenöl oder Lutschen gefrorener Ananasstücke
- Verzicht auf alkoholhaltige und desinfizierende Mundwässer sowie Kamillentee (trocknet Schleimhäute aus!)

Ihr
Praxisteam Dr. Mustermann

Abb. 22
Patienteninformation zu vermindertem Speichelfluss. Kostenloser Download des Formulars unter www.spitta.de/Fachbuch/916731

Spezielle Probleme

Behandlungsablauf bei Xerostomie und Oligosialie

spezielle Anamnese
Ursachen eruieren, ggf. eliminieren; bei Medikamentennebenwirkungen anregen, auf Alternativpräparate auszuweichen

Ernährungsberatung
Umstellung der Ernährung auf faserreiche Kost für vermehrte Speichelproduktion, äußerste Zuckerdisziplin (insbesondere Frequenz der Zuckeraufnahme so niedrig wie möglich halten); Botschaft an den Patienten: »Die Häufigkeit der Zuckeraufnahme ist für die Kariesentstehung bis zu 20-mal wichtiger als die Menge des aufgenommenen Zuckers«

Speichelsekretion stimulieren
Speichelsekretion durch mehrmals tägliches Kauen zuckerfreier Kaugummis stimulieren. Nach den Mahlzeiten 20 Minuten Kauen eines fluoridhaltigen Kaugummis (z.B. Fluorette®; Dosis beachten: Kinder bis zu 12 Jahren maximal dreimal täglich, über 12 Jahren maximal sechsmal täglich)
Keine sauren Bonbons!

Mundspülung
möglichst häufige Mundspülungen mit Wasser oder anderer zucker- und säurefreier Flüssigkeit

Verordnung von Medikamenten
Spülungen mit »künstlichem Speichel«, z.B. Glandosan® (Fresenius), Einbürsten von Speichelersatzgelen (enthalten Speichelenzyme), z.B. Biotene® (Laclede). Der Zustand der Mundtrockenheit kann durch lactoperoxydase-/glukoseoxydasehaltige Feuchtigkeitsgele verbessert werden (Oralbalance® [Laclede], Gardena [Biomedica GmbH, Aschaffenburg])

Verwendung therapeutischer Zahnpasten
Die aktiven Puffersysteme des Speichels bestehen im Wesentlichen aus Hydrogenkarbonaten (Salze der Karbonsäuren). Die Zufuhr von Hydrogenkarbonat durch backpulverhaltige (= Natriumhydrogenkarbonat) Zahncremes (z.B. Baking Soda®, Parodontax®) verbessern die Pufferung kariesauslösender Säuren in der Mundhöhle und wirken überdies antibakteriell. Weitere Zusätze wie Fluoride und Triclosan sind empfehlenswert

Mundhygiene
Intensive Motivation zu einer optimierten häuslichen Zahnpflege, regelmäßige professionelle Zahnreinigung und Überwachung bei verkürzten Recall-Intervallen (mindestens vier- bis sechsmal pro Jahr)

weitere Schritte
– Fluoridierungsmaßnahmen (S. 79 ff.)
– Versiegelung von Plaqueretentionsnischen (S. 90 ff.)
– Chlorhexidinintensivkur (S. 86 ff.)

Spezielle Probleme

Mögliche Instrumente und Materialien sind:

- Fluorette® fluoridhaltiger Kaugummi (Fertin, Schweden) (Cave: Nicht verwechseln mit Fluoretten® = Fluoridtabletten zum Lutschen [Aventis Pharma])
- Glandosan® (Fresenius)
- Biotene® Mundspüllösung und Zahncreme (Biomedica GmbH)
- Oral Balance® Feuchtigkeitsgel (Biomedica GmbH)
- Baking Soda® Zahncreme (Colgate-Palmolive)
- Parodontax® Zahncreme (Madaus)

Instrumente und Materialien

Befundbezogene Betreuungskonzepte

Recall

Bedeutung und Ziele des Recall

Bedeutung

Der Begriff Recall (Rückruf[aktion]) steht für ein systematisches Betreuungskonzept. »Recall ist nicht alles, aber ohne Recall ist alles nichts«. Diese Abwandlung eines alten Sprichworts beschreibt pointiert die Bedeutung der kontinuierlichen Wiederholung präventiver Maßnahmen für die Sicherung des langfristigen Prophylaxeerfolgs. Es ist erwiesen, dass die Wirkung individualprophylaktischer Maßnahmen häufig verflacht oder am Ende gänzlich verfliegt, wenn diese nicht in regelmäßigen Zeitabständen wiederholt werden (Abb. 23).

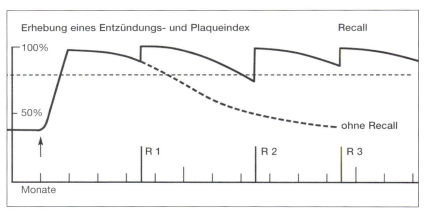

Abb. 23
Effekt des Recalls. Durch regelmäßige Remotivation und professionelle Prophylaxe bei den Recall-Sitzungen lässt sich die Mundgesundheit über Jahre aufrechterhalten. Ohne Recall fallen die meisten Patienten langsam in den suboptimalen Bereich zurück (gestrichelte Linie).

Studien von Axelsson und Lindhe (1977, 1981), die heute als Eckpfeiler der wissenschaftlich begründeten Oralprävention gelten, belegen, dass regelmäßige professionelle Prävention in Zeitabständen von rund 2–3 Monaten zum praktisch vollständigen Ausbleiben von Karies und Zahnverlust führt. Ohne weiterführende Behandlungsmaßnahmen konnte ausschließlich durch Prophylaxe sogar ein leichter Rückgewinn an parodontalem Attachment festgestellt werden. Dabei wurden in den Recall-Sitzungen lediglich professionelle Zahnreinigungen, lokale Fluoridierungen und Mundhygieneinstruktionen durchgeführt und der Patient entsprechend motiviert.

Wirksamkeit bewiesen

Der Kontakt zum engagierten Betreuer gilt zugleich als einer der wichtigsten Motivationsfaktoren für den Patienten, seine Mundhygieneanstrengungen aufrechtzuerhalten.

Motivationsfaktor

Je nach Vorgeschichte können Zielsetzung und Inhalt der Recall-Sitzungen individuell variieren. Die vorrangigen Ziele des Recalls sind:

Ziele des Recalls

- Erkennung von Mundhygienedefiziten
- Motivation und Unterweisung zur Mundhygiene und zahngesunder Ernährung
- Vorbeugung von Karies und Gingivitis
- Vorbeugung einer Reinfektion inaktiver Parodontaltaschen (parodontale Erhaltungstherapie)
- Früherkennung neuer kariöser, gingivaler und parodontaler Läsionen
- Früherkennung funktioneller Störungen

Recall-Intervall

Welcher Patient braucht welche Art der Langzeitbetreuung? Wie sind die Recall-Intervalle zu wählen? Bei den oben erwähnten Studien von Axelsson und Lindhe wurde ohne Bestimmung individueller Risikofaktoren ein quasi »pauschales« Recall-Intervall von 2–3 Monaten vorgegeben. Eine derart hohe Recall-Frequenz würde beim zahnärztlichen »Durchschnittspatienten« ohne besondere Indikation kaum auf eine dauerhafte Akzeptanz stoßen.

Recall-Intervall von 2–3 Monaten

Karies-
prävalenz

Die Kariesprävalenz ist zudem heute in allen Industrienationen insgesamt rückläufig – trotz steigenden Zuckerkonsums. Dies wird im Wesentlichen der zunehmenden Verbreitung fluoridhaltiger Mundpflegepräparate zugeschrieben. Allerdings ist eine immer stärkere Polarisation des Kariesvorkommens zu beobachten:

> **!** Heute hat etwa ein Viertel der Bevölkerung drei Viertel aller Karies.

So muss man sich die Frage stellen, ob im Falle einer unauffälligen klinischen Situation ohne besondere Risikofaktoren und ohne anamnestische Besonderheiten eine derart hohe Betreuungsdichte überhaupt sachgerecht, möglicherweise sogar schädlich wäre.

Prinzip der Reversibilität

Anhand des von Hellwege formulierten »Reversibilitätsprinzips« lässt sich die Frage nach dem richtigen Recall-Intervall für jeden Patienten nachvollziehbar beantworten. Es basiert auf dem Grundsatz, dass das Intervall zwischen 2 Recall-Sitzungen so zu wählen ist, dass beginnende krankhafte Veränderungen in der Mundhöhle noch reversibel sind, also durch geeignete Maßnahmen wieder in einen gesunden Zustand zurückgeführt werden können. Abhängig von Art und Menge der individuellen Risikofaktoren können diese Zeiträume stark variieren. Das bedeutet, dass einer korrekten Festlegung des Recall-Intervalls eine Bestimmung des individuellen Erkrankungsrisikos vorausgehen muss.

Risikoabhängige Recall-Intervalle

Je nach Zuordnung zu einer Risikogruppe lassen sich folgende Recall-Intervalle festlegen (»Risikogruppenzuordnung«, S. 114), die die optimalen, auf der Logik des Reversibilitätsprinzips aufbauenden Zeiträume darstellen. In der Praxis muss vor der Festlegung des Recall-Zeitraums natürlich auch die Patientencompliance berücksichtigt werden. Naturgemäß verbessert sie sich, wenn dem Patienten die dem Reversibilitätsprinzip zugrunde liegende Idee verständlich gemacht wurde. Außerdem sollte ihm klargemacht werden, dass die Maßnahmen der Recall-Sitzungen insbesondere im Falle eines hohen oder sehr hohen Risikos nicht zuletzt auch dazu dienen, die Risikofaktoren selbst zu eliminieren. Insofern besteht die Notwendigkeit für extrem kurze Recall-Intervalle – wie etwa nur wenige Wochen – meist nur vorübergehend.

Befundbezogene Betreuungskonzepte

> Risikoabhängige Recall-Intervalle:
> - kein oder geringes Risiko für Karies und Parodontitis: 6–12 Monate
> - mittleres Karies- oder Parodontitisrisiko: 4–6 Monate
> - hohes Karies- oder Parodontitisrisiko: 3 Monate
> - extrem hohes Karies- oder Parodontitisrisiko: 3–8 Wochen

Ablauf der Recall-Sitzung (Tab. 14)

Jede Recall-Sitzung beginnt mit einer Kurzanamnese und einer orientierenden Befundung des Mundhygiene- bzw. Risiko-Niveaus. Das Ergebnis wird dem Patienten rückgemeldet.

Inhalt	Erläuterung/Beschreibung
Obligate Inhalte	
Kurzanamnese	• Beschwerden gehabt • Selbsteinschätzung der Mundhygiene?
orientierende Befundung	• BOP (Bleeding On Probing), Gingivitiskontrolle • Kontrolle zumindest kritischer Taschen auf Verschlechterung und Aktivitätszeichen • Mundhygiene-Problemzonen feststellen und notieren (Grobeinschätzung, ggf. detaillierter Plaqueindex)

Rückmeldung	• Kurzrückmeldung immer
	• detaillierte Mundhygieneanweisung nur bei
	  – ausreichendem Interesse und
	  – ausreichender Aussicht auf Erfolg (Patienten, der es nicht besser schafft, nicht traurig machen!)

risikoorientierte, selektive Nachreinigung (PZR)	
Fluoridierung	
Kontrolle durch Zahnarzt (bei Problempatienten zu Beginn)	

Tab. 14
Inhalte einer Recall-Sitzung

Inhalt	Erläuterung/Beschreibung
Obligate Inhalte	

Dokumentation	• Messwerte
	• Mundhygieneproblemzonen
	• Grobeinschätzung der Motivationslage des Patienten
	• Instruktionen und Absprachen mit dem Patienten
	• Vermerke für die Folgesitzung(en):
	  – was besonders kontrolliert werden soll
	  – was bei der Reinigung besonders zu beachten ist

Fakultative Maßnahmen	
vollständige Taschentiefenmessung bzw. PSI	mindestens alle 2 Jahre
keimhemmende Maßnahmen	• Lackanwendung (Cervitec®) oder • Taschenspülung (Chlorhexidindigluconat)
Ernährungshinweise	
Scaling, lokale Antibiose	durch Zahnarzt

Tab. 14 *(Fortsetzung)*

Alarmzeichen

In der Praxis werden sog. Alarmzeichen (Tab. 15) vereinbart: Bei deutlicher Verschlechterung der Parodontalwerte oder der Eigenfürsorge, muss der Behandler für eine grundlegende Risikoeinschätzung, Motivationsabklärung und Zukunftsplanung *sofort* hinzugezogen werden: Der Patient zahlt im Recall für Gesunderhaltung, und wenn dieses Ziel gefährdet ist, wäre es unfair, einfach »zum Tagesgeschäft überzugehen«, als wäre alles im Griff! Im Normalfall kommt der Behandler aber erst nach der Gebissreinigung. Nun können Zähne und Zahnfleischsäume optimal eingesehen werden und zugleich die Qualität der Zahnreinigung kontrolliert werden.

- Taschenexsudation
- Zunahme der Taschentiefe
- deutliche Zunahme von Gingivablutungen
- multiple Karies

Tab. 15
Alarmzeichen für die Recall-Sitzungen

Mundhygieneanweisungen dürfen nicht »automatisch« erfolgen, sondern es muss sichergestellt werden, dass sie auf einen fruchtbaren Boden fallen.

Mundhygieneanweisungen

Aufgrund des Inspektionsbefundes wird zugleich festgelegt, wo mit welchem Aufwand nachgereinigt werden muss und welche Zahnflächen bei der Reinigung geschont werden müssen.

Vor dem Hintergrund einer sich über Jahrzehnte wiederholenden professionellen Zahnreinigung ist eine Überinstrumentierung der Zähne unbedingt zu vermeiden. Es ist wichtig, dass auf der dem Verunreinigungsgrad des Gebisses entsprechenden Stufe eingestiegen wird: Sind nur weiche Plaque, diskrete Verfärbungen oder ein subgingivaler Biofilm ohne Konkremente zu entfernen, erübrigt sich die Grobdepuration. Weiche Beläge/Biofilme können mit etwas abgestumpften Küretten, abrasionsarmen Polierpasten und anderen unaggressiven Hilfsmitteln wie Superfloss etc. schonend entfernt werden.

Überinstrumentierung vermeiden

Den Abstand zum nächsten Recall-Termin wird der Behandler in Abstimmung mit der Helferin (die den Hygienezustand und den Reinigungsaufwand kennt!) und dem Patienten festlegen (der oft recht realistisch einschätzen kann, ob er sein Pflegeniveau halten oder gar verbessern kann). Wenn nötig, können zusätzliche Maßnahmen vereinbart werden.

Recall-Abstand gemeinsam festlegen

Ein effizientes, individuell zugeschnittenes Recall ist ohne ausreichend genaue Dokumentation schlicht nicht möglich:

Detaillierte Dokumentation

- Der Ist-Zustand z.B. bei der Taschenmessung sagt gar nichts – erst der Vergleich zum Vorbefund ist aussagekräftig!

- Dass wieder – wie beim letzten Termin – Plaque an Zahn 37 vorhanden ist, stellt nur fest, wer Vergleichswerte hat. Wer aber dem Patienten, ohne es zu wissen, dreimal hintereinander die gleiche Putzanweisung gibt, wird irgendwann nicht mehr ernst genommen!
- Hat 36 inzwischen nur noch oral Plaque, nachdem die Putzanweisungen sich letztes Mal besonders auf den buccalen Furkationseingang konzentriert haben, wäre die Plaquefreiheit buccal ein großer Erfolg, der Patient hätte hierfür an erster Stelle Lob verdient, statt nur Kritik am oralen Plaquesaum zu ernten.

Auch wenn es ideal wäre, bei jedem Patienten eine umfassende Analyse aller Risikofaktoren zu erstellen, dürfte es viele Patienten geben, welche von der Notwendigkeit derartiger, teilweise kostenintensiver Tests nur schwer zu überzeugen sind. Besonders skeptisch sind häufig gerade die Patienten, die noch keine eigene Erfahrung mit Erkrankungen der Mundhöhle gemacht haben. Ist aus finanziellen oder sonstigen Gründen keine Risikodiagnostik möglich, kann für diese Patienten zunächst eine pauschal festgelegte Recall-Frequenz von etwa 6 Monaten empfohlen werden. Bei durchschnittlicher Karies- und Parodontitisanfälligkeit wird sie dem Reversibilitätsprinzip gerecht und überfordert den Patienten weder zeitlich noch finanziell. Damit ist zunächst eine gute Basis für eine intensive Beobachtung der Vorgänge in der Mundhöhle geschaffen.

Risikogruppen

Neben den durch eine individuelle präventive Diagnostik als besonders gefährdet identifizierten Menschen gibt es eine Reihe von Patienten, die aufgrund bestimmter klinischer oder allgemeiner Befunde als Risikopatienten einzustufen sind. In diesen Fällen ist eine risikogruppenspezifische, auf deren besondere Belange abgestimmte Betreuung indiziert.

Schwangere und Eltern von Säuglingen

Die Ansprache und Betreuung von Schwangeren zielt sowohl auf deren eigene Mundgesundheit als insbesondere auch auf die des (werdenden) Kindes.

Durch schwangerschaftsassoziierte Umstellungen des Hormonhaushaltes ist die Infektabwehr im Bereich der Gingivalsäume häufig vermindert. Vorwiegend im zweiten und dritten Trimenon ist eine lokale oder generalisierte Schwangerschaftsgingivitis zu finden. Unbehandelte chronische Marginalinfekte können akut werden. Wegen der dadurch erschwerten Mundhygiene, teilweise noch verbunden mit einer zahnschädlichen Änderung der Ernährungsgewohnheiten, kann sekundär eine vermehrte Kariesanfälligkeit auftreten.

Mütterliche Zahngesundheit

All dies begründet eine Intensivierung der präventiven Betreuung während der Schwangerschaft.

Die Optimierung der elterlichen Mundhygiene wird aber auch als wichtige Voraussetzung für eine gesunde Zahnkarriere des Kindes gewertet:

Gesunde Zahnkarriere des Kindes

- Eine Keimzahlreduktion an Mutans-Streptokokken im elterlichen Mund geht nachweislich mit einem geringeren Kariesrisiko des Kindes einher; da kariesbildende Bakterien nur in Anwesenheit von Zähnen in der Mundhöhle persistieren, sollte eine Kariessanierung bei den Eltern vor dem ersten Zahndurchbruch des Kindes abgeschlossen sein.

- Bis weit ins Grundschulalter hinein muss die Mutter (oder der Vater) die eigentliche Plaqueentfernung gewährleisten, da die Eigenbemühungen der Kinder lediglich gewohnheitsbildenden Wert haben; hierzu müssen sie aber selbst effiziente Reinigungstechniken beherrschen.

- Nur so können sie auch ihrer Vorbildrolle hinsichtlich Mundgesundheitsbewusstsein und -verhalten gerecht werden.

Appelle an die Verantwortlichkeit für das Kind oder an die Aussicht, der nächsten Generation die eigenen Zahnprobleme zu ersparen, sind eine gute zusätzliche Motivation zur Optimierung der eigenen Mundhygiene.

> **Schwangeren-/Elternbetreuung**
>
> - Informationsgespräch auf der Grundlage des »Elternfragebogens« (Abb. 24)
> - Angebot zur Mundhygieneberatung für die Eltern selbst, soweit erforderlich
> - ggf. orale Sanierung der Mutter, bevorzugt im 2.–3. Trimenon
> - Vertiefung des kindbezogenen Präventivwissens gegen Ende der Schwangerschaft im Beratungsgespräch

Beratungseffektivität steigern

Da die meisten Eltern doch schon recht viel über die Kinder-Zahn-Betreuung wissen, hat sich der Einsatz eines »Elternfragebogens« (Abb. 24) bewährt. Durch ihn kann man schnell feststellen, zu welchen Themen noch Informationen fehlen und diese gezielt nachliefern. Durch dieses Vorgehen ist eine höhere Beratungseffektivität zu erwarten als durch die Aushändigung von Broschüren oder durch umfassende Vorträge.

Befundbezogene Betreuungskonzepte

Elternfragebogen

Dr. Martin Mustermann
Arzt für Zahnheilkunde

Musterstraße 30
74635 Musterstadt

1) Haben Sie vor, Ihr Kind zu stillen?   Ja ○   Nein ○
2) Können Milchzähne Karies bekommen?   Ja ○   Nein ○
3) Ab wann sollten bei einem Kind die Zähne geputzt werden?
   - ab dem ersten Milchzahndurchbruch mit 3/4–1 Jahr ○
   - wenn das Kind alt genug ist, die Zahnbürste selbst zu führen ○
   - wenn die ersten bleibenden Zähne durchbrechen ○
4a) Wann ist der erste Zahnarztbesuch sinnvoll?
   - sobald der erste Zahn da ist ○
   - sobald der Verdacht besteht, dass eine Karies vorhanden ist ○
   - mit ca. 2,5 Jahren, sobald das Kind für den Zahnarzt ansprechbar ist ○
   - wenn die letzte Kontrolluntersuchung im Kindergarten länger als ein halbes Jahr zurückliegt ○
4b) Wozu sollte der Zahnarztbesuch dienen?
   - der Kontrolle auf vorhandene Löcher und ggf. zur Füllungstherapie ○
   - zu Zahnpflegeübungen ○
   - der Gewöhnung an den Arzt und die ungewohnte Umgebung ○
5) Ist der Einsatz von Nuckelflaschen zur Beruhigung auch dann gefährlich, wenn zuckerfreie Tees oder Natursäfte Verwendung finden?   Ja ○   Nein ○
6) Wodurch wird Karies verursacht?
   - durch alle Arten von Speiseresten ○
   - durch Zucker ○
   - durch Viren ○
   - durch Bakterien ○
7) Ist Karies eine Infektionskrankheit, das heißt: Können Sie Ihr Kind damit anstecken?   Ja ○   Nein ○
   Oder bekommt jeder Mensch Karies automatisch?   Ja ○   Nein ○
8) Wofür braucht der kindliche Körper Fluoride?
   - zum Knochenwachstum ○
   - zur Zahnbildung ○
   - zum Kariesschutz der durchgebrochenen Zähne ○
   - gar nicht, Fluoride können giftig sein ○
9a) Mit wie viel Jahren bricht der erste bleibende Zahn durch?
   Mit _____ Jahren
9b) Wo bricht er durch?
   - vorne in der Mitte ○
   - hinten an den Seiten ○
9c) Fällt dafür ein Milchzahn aus?   Ja ○   Nein ○
10) Kann von einem kariösen Milchzahn die Karies auf einen bleibenden Zahn übergehen und so ein Loch verursachen?   Ja ○   Nein ○
11) Worin sollten Sie (bezüglich der Zähne) den Kindern ein Vorbild sein?
   - in der täglichen Zahnpflege ○
   - im Vermeiden von Süßigkeiten zwischen den Mahlzeiten ○
   - in der Meidung von Cola und ähnlichen Getränken ○
   - in weitgehend konsequenter Vollwerternährung ○

Abb. 24
Fragebogen für (werdende) Eltern. Kostenloser Download des Formulars unter www.spitta.de/Fachbuch/916731

Kinder

Anforderungen an das bleibende Gebiss

Die prophylaktische Betreuung von Kindern hat ein klar definiertes Ziel: einen von oralen »Hypotheken« freien Start ins Erwachsenenleben! Dies bedeutet konkret: An der Schwelle zum Erwachsenenalter sollte das bleibende Gebiss:

- seine Schmelzreifung erfolgreich abgeschlossen haben
- möglichst naturgesund sein, zumindest aber lediglich mit minimalinvasiven und dadurch langlebigen (Früh)-Restaurationen versorgt sein, deren Ränder der Pflege und Inspektion zugänglich sind (keine approximalen Kavitäten)
- keinen approximalen Attachmentverlust aufweisen
- eugnath oder wenigstens funktionstüchtig verzahnt sein

Anforderungen an den Patienten

Zugleich sollte der Patient auch die mentalen Voraussetzungen zum Gebisserhalt erworben haben: Er sollte

- willens und in der Lage sein zu effektiver eigener Gebisspflege
- einfache Selbstkontrollmöglichkeiten nutzen (Achten auf Blutung, Plaqueerkennung)
- ein grundsätzliches Mundgesundheitsbewusstsein erworben haben, das ihn befähigt, sich in gewissem Umfang selbst zu motivieren

Kinder bis zum Ende Grundschulalter

Pflege durch die Eltern

Wissenschaftliche Erkenntnisse weisen überdeutlich darauf hin, dass die Risikokontrolle bis Ende Grundschulalter soweit möglich in die Verantwortung der Eltern gelegt werden muss:

> Seit Jahrzehnten wiederholen sich die Untersuchungsergebnisse, die beweisen, dass auch das angeleitete Zähnebürsten von Kindern bis Ende Grundschulalter keinerlei kariesprotektiven Nutzen hat (abgesehen von der Fluoridapplikation).

Vergleichsgruppen, die völlig unbeaufsichtigt putzten, wie sie wollten, hatten auch nicht mehr Löcher. Das bedeutet in Abweichung von der Leistungsbeschreibung der IP-Positionen: Bei den Kleinen muss sich die Prophylaxe primär an die Eltern wenden. Diese müssen in adäquaten Eigen- und Nachpflegetechniken am Kind unterwiesen werden.

Kinder von unkooperativen Eltern müssen (bei ausreichender Reife) direkt angesprochen werden.

Ältere Kinder

Wird das Kind älter, muss es aber irgendwann auch ohne elterliche Überwachung für seine eigenen Zähne sorgen lernen. Die Ansprache gelingt, wenn an seine Eigenverantwortung appelliert werden kann.

Es bedarf dann einer Intensivmotivierung und insbesondere einer Anleitung zur Selbstdiagnostik (s.u.). Hierzu sind die IP-Kontrollabstände von 6 Monaten pädagogischer Nonsens: Ein bis zwei Feedback- und Feinkorrektursitzungen mit kurzfristigen Rückmeldungen im Wochenabstand waren bis zur BEMA-Neubeschreibung 2004 zumindest alle 3 Jahre abrechnungstechnisch möglich. Mundhygiene-Kompaktkurse mit *zeitnahen* Kontrollsitzungen zur Überprüfung des Übungserfolges sind jenseits des Grundschulalters sinnvoll und notwendig, sie sollten also bei Bedarf angeboten werden, auch wenn sie privat berechnet werden müssen.

Intensivmotivierung und Anleitung

Der Erfolg einer auf reiner Motivierung und Instruktion gegründeten Prophylaxe bei Kindern ist (ohne Einbeziehung der Eltern und ohne PZR) gemäß Studienergebnissen gering! Das wundert Verhaltenspsychologen nicht. Sie wissen: Gewusst ist noch nicht gekonnt, gekonnt ist noch nicht gehandelt. Wie viele praktische Relevanz diese Binsenweisheit hat, konnte Altmeister Axelsson in einer äußerst interessanten Studie an einer brasilianischen Internatsschule belegen:

Es wurden unter den jugendlichen Schülerinnen 3 Gruppen gebildet. Alle Schülerinnen erhielten Zahnbürsten, fluoridierte Zahnpasta und eine Kurzeinweisung im Zähnebürsten:

Begrenzte Effektivität reiner Zahnpflegeanleitungen

- Gruppe 1 diente als Kontrollgruppe
- Gruppe 2 bekam zusätzlich detaillierte Unterweisung in korrekter Zahnputztechnik und grundlegende Informationen über Ätiologie etc. (also das, was bei uns landläufig unter den Begriffen »Motivation und Instruktion« geleistet wird)

- bei Gruppe 3 wurden darüber hinaus verhaltensmodifizierende Techniken eingesetzt:

> - Anleitung zur Eigendiagnostik (Blutungskontrolle mit Zahnseide, Plaquerevelation mit Färbetabletten, Sichtkontrolle auf Plaque/Kreideflecken/Schwellung/Rötung)
> - Anleitung zur Reflexion des Putzverhaltens, um einerseits Nachlässigkeit früh zu erkennen und ihr zu begegnen und andererseits die positiven Aspekte der Pflege wie Glättegefühl, frischer Atem, Ästhetik bewusst wahrzunehmen und verhaltensverstärkend einzusetzen (Emotionskontrolle)
> - detaillierte Hilfestellung bei der Integration des Pflegeverhaltens in den bestehenden Tagesablauf

Der Erfolg wurden am Zuwachs an Approximalkaries gemessen: Nur in Gruppe 3 ergab sich eine deutliche Kariesreduktion im Vergleich zur Kontrollgruppe (Abb. 25). Damit konnte bewiesen werden: Nicht nur bei Erwachsenen, sondern auch bei Jugendlichen lässt sich eine risikomindernde Eigenfürsorge installieren – bei geschicktem und geschultem Vorgehen.

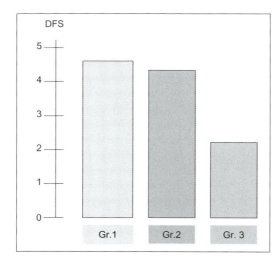

Abb. 25
Zuwachs an Approximalkaries in 3 Jahren bei Jugendlichen: Gruppe 1 mit Kurzinformation zum Zähneputzen, Gruppe 2 mit detaillierter Information, Gruppe 3 mit zusätzlichen verhaltensmodifizierenden Techniken

> Zeitgemäße Normen der oralen Eigenfürsorge bei Kindern sind:
> - Säfte und Milch sind keine Getränke, sondern Flüssignahrung! Sie sind somit nichts für zwischendurch oder zum Durstlöschen. Gegen Durst gibt es nur Wasser oder Tees ohne Zucker und Säuren!
> - Das Zähneputzen von Kindern schützt nicht vor Karies, sondern dient der Gewohnheitsbildung.
> - Bis zum Ende des Grundschulalters steht die eigentliche Karieskontrolle in der Elternverantwortung: durch tägliches Kontrollieren und Nachputzen.
> - Pflegemethoden, wie sie die Eltern in ihrer Kindheit gelernt haben, sind oft nicht ausreichend und Erfolg versprechend. Häufig ist eine Kompetenzvermittlung an die Eltern durch individuelle Beratung in der Zahnarztpraxis erforderlich.
> - Das Bürsten sollte ab dem Durchbruch der zweiten Milchmolaren ergänzt werden durch wenigstens einmal wöchentliche Zahnseideanwendung zwischen den Molaren. Auch hier ist Voraussetzung, dass die Eltern zunächst bei sich selber mit Zahnseide umzugehen gelernt haben.
> - Mit zunehmendem Alter müssen die Kinder nicht nur zur korrekten Pflege, sondern zur Eigenkontrolle ihres Putzerfolgs angeleitet werden.
> - Ebenso brauchen sie Unterstützung bei der sicheren und verbindlichen Verankerung der Mundhygiene in den Alltag.

Neben der klassischen Kariesprophylaxe sollte die kieferorthopädische Prophylaxe nicht vergessen werden. Diese beginnt mit dem korrekten Trinken, möglichst an der Brust oder zumindest mit einem Sauger mit kleiner Öffnung und mit kräftigem Kauen harter Speisen: Die Kiefer wachsen nur, wenn sie gefordert werden! Muskuläre Fehlfunktionen wie Nuckeln, Zungen- oder Lippeneinlagerungen sollten frühzeitig gestoppt und korrigiert werden. Tipp: Die hierzu sehr nützliche Mundvorhofplatten werden nur – als Ersatz – akzeptiert, solange Nuckel noch »in« sind.

Kieferorthopädische Prophylaxe

Die Betreuung bei Kindern ist in Tab. 16 zusammengefasst.

Zeitpunkt	Betreuung
vor dem ersten Zahn	• Elterninformation (mithilfe des »Elternfragebogens«, Tab. 16) • Präventivangebot für die Eltern (mit dem Ziel der Mundkeimreduzierung bei den Eltern) und für das Kind • Mitgabe von Info-Material
ab dem ersten Zahn	Pflegeeinweisung für die Eltern
ab dem 1. Backenzahn	• Risikoabschätzung Karies • ggf. Intensivmaßnahmen wie: PZR, Milchzahnversiegelung, Ernährungsberatung
ab dem 2. Backenzahn	Elternanleitung zur einmal wöchentlichen Zahnseideanwendung zwischen den Molaren
ab 4. Lebensjahr	erste Pflegeanleitung fürs Kind
ab 6. Lebensjahr	Pflegeeinweisung für die Eltern bezüglich 6ern • 1. Risikobestimmung Karies • ggf. Intensivmaßnahmen wie PZR, F-, CHX-Fissurenmanagement der 6er • schrittweise Verbesserung der Zahnpflege beim Kind
nach Abschluss des Zahnwechsels (11.–14. Lebensjahr)	• Einführung der Zwischenraumpflege mit Zahnseide • 2. Risikobestimmung Karies • Parodontitis-Frühdiagnostik: – orientierende Taschentiefenmessung an 1ern und 6ern – Anleitung zur Eigendiagnose und Eigenverantwortlichkeit

Tab. 16
Betreuung im Kindesalter

Jugendliche und junge Erwachsene

Bei Jugendlichen hat man mit der Strategie der Elternverantwortung keine Chance mehr. Ohne Denkanstoß erachten sie Gesundheit oft als selbstverständlich und unternehmen mangels Problembewusstsein daher auch keine bewussten Anstrengungen zu deren Erhalt. Als Zusatzmotive zur Mundhygiene können Ästhetik und Attraktivität für das andere Geschlecht hilfreich sein. Letztlich bleibt aber nichts ande-

Motivationsproblem

res übrig, als sie wie Erwachsene anzusprechen (wie das geschehen sollte s. Kap. 3) und an ihre (zunehmende) Mündigkeit und Eigenverantwortlichkeit zu appellieren. Motivationale »Durststrecken« während der Pubertät oder Zeiten mit erhöhtem Risiko z.B. mit festsitzenden kieferorthopädischen Geräten können u.U. nur mittels engmaschigen professioneller Reinigungen sicher überbrückt werden – was die Bereitschaft der Eltern zu privaten Zahlungen voraussetzt. Manchmal ist es nicht vermeidbar, dass erst leidvolle Erfahrung eine ausreichende Motivation zur Eigenfürsorge hervorbringt.

Ältere Patienten

Ältere Patienten werden in Zukunft zunehmen:

- weil bald auf 2 junge Erwachsene 2 über 65-Jährige kommen werden – statt wie bisher einer
- weil immer mehr dieser Älteren noch eigene Zähne haben werden
- weil viele der »aktiven Alten« höhere Erwartungen an Zahngesundheit und oralen Komfort haben werden als gleich alte Menschen heute.

Mehr ältere Patienten mit mehr eigenen Zähnen

Hingegen wird die Gruppe der »resignativen Alten« unsere Praxis nur bei Beschwerden aufsuchen. Die zahnärztliche Betreuung von Heimbewohnern ist in und außerhalb von Deutschland völlig unzureichend und eine große Aufgabe für die Zukunft. Als Barrieren für gesundheitsbewusstes Verhalten werden aufgeführt:

Resignative Alte

- fehlende Einsicht in die Notwendigkeit der Maßnahmen
- fehlende Selbstwirksamkeitsannahme (»bei meiner Zahnsubstanz hat das alles keinen Zweck«)
- Selbst- und Fremdzuschreibung von Alter = Abbau (»Für die paar Jahre lohnt es doch gar nicht mehr«)
- negative Aufwand-Nutzen-Bilanz: zu aufwendig, zu teuer, schwer zu erreichen, Nutzen unklar, fehlender Sinn- und Lebensbezug
- Ängste: vor dem Fremden, vor Blamage und Versagen; Wege-Angst

Altersbedingte Risiken

Altersbedingte Risiken für die Mundgesundheit erwachsen aus einer Abnahme der Mundhygienefähigkeit, der unzureichenden Inanspruchnahme zahnmedizinischer Betreuung und der kumulierten Vorschädigungen wie:

- Knochenschwund/Parodontitis
- vorgeschädigte Zahnsubstanz, Wurzelkaries
- Mundtrockenheit, insbesondere als Medikamentennebenwirkung
- objektiv insuffizienter Zahnersatz, der subjektiv oft als vollauf genügend empfunden wird
- Mundschleimhauterkrankungen (Bakterienbesiedlung in Verbindung mit Abwehrschwäche)
- Kiefergelenkserkrankungen

Dentinkaries

Da immer mehr Ältere viele eigene Zähne haben, gewinnt insbesondere das Problem der Dentinkaries an Bedeutung. Als Cofaktoren für die Karies an freiliegenden Dentinflächen gelten neben der allgemeinen Karieserfahrung:

- reduzierter Speichelfluss
- Rauchen(!)
- Verlust des Wurzelzements nach PA-Therapie
- plaqueretentiver, herausnehmbarer Zahnersatz

Soweit Präventionsmöglichkeiten wie Speichelstimulation durch Xylit-Kaugummis und Fluoridierungsmaßnahmen nicht (mehr) ausreichen, ist die Touchierung mit gefüllten Bondingsystemen wie z.B. Optibond Erfolg versprechend, die in die Kollagenmatrix des Dentins eindringen und dieses quasi versiegeln.

Geeignete Pflegehilfsmittel im Alter

Für Patienten, die bereits zahnärztliche Prävention in Anspruch genommen haben, wird diese auch im Alter von großer Bedeutung bleiben. Allerdings muss irgendwann mit nachlassenden Fähigkeiten zur Mundhygiene gerechnet werden. Hier sind zunächst Hilfsmittel wie Mehrkopfhandzahnbürsten (z.B.: Superbrush), die sich auf den Zahnreihen selbst zentrieren und diese von oral, okklusal und vestibulär zugleich bearbeiten oder auch elektrische Zahnbürsten, die dem Patienten die kleinen Rüttelbewegungen abnehmen, zu empfehlen. Die Fluoridzufuhr muss oft erhöht werden, um Risiken wie verminderten Speichelfluss und Wurzeldenudation aufzufangen.

Insuffiziente Eigenfürsorge kann nur bedingt durch Praxismaßnahmen aufgefangen werden, sodass die Einbindung von Angehörigen oder Pflegekräften in die Mundpflege rechtzeitig angestrebt werden sollte. Hier ist allerdings sehr sensibles Vorgehen erforderlich.

Einbindung von Angehörigen

Zahnersatz muss den präventiven Aspekt der Altersvorbereitung erfüllen. Hierzu ist zu beachten:

Altersvorbereitung und Zahnersatz

- Früh- bzw. rechtzeitig versorgen: Eine zukunftsfähige Versorgung bedeutet oft einen erheblichen Behandlungs- und Zeitaufwand, dem sich der Patient unterziehen sollte, solange er noch mobil und rüstig ist.
- Einfache Handhabbarkeit, Pflegbarkeit und Erweiterbarkeit: Im Zweifelsfall sind teleskopierende Lösungen komplizierteren Verankerungsmöglichkeiten vorzuziehen; Abnahmehilfen.
- Strategische Extraktionsplanung: Problemzähne rechtzeitig entfernen zur Schmerz- und Focusvermeidung und zum Kieferkammerhalt, aber auch zur verbesserten Pflegbarkeit erhaltenswerter Nachbarzähne.
- Übergang zur Zahnlosigkeit abmildern: Teleskopversorgungen, Coverdenture, als Kompromiss Aufbauprothesen.
- Übergang zur Totalen aber auch nicht zu spät
- Prothesenrecall.

Heimbewohner – zahnmedizinische Situation und Betreuungsansätze

Keiner wünscht sich, in einem Altenheim zu »landen«. So sind es meist gesundheitliche oder psychosoziale Schicksalsschläge, die den Heimaufenthalt erforderlich gemacht haben. Multimorbidität ist die Regel.

Zusammenhang orale und allgemeine Gesundheit

Zusammenhänge zwischen oraler und allgemeiner Gesundheit sind statistisch nachweisbar, meist ohne dass der Kausalzusammenhang klar ist. Bei Patienten, die gefüttert werden müssen, besteht jedoch eine hohe Neigung, sich zu verschlucken. Hier führt eine Verbesserung der oralen Plaquekotrolle eindeutig zu einem verminderten Pneumonierisiko und wirkt sich damit lebensverlängernd aus.

Orale Versorgung unzureichend

Aus verschiedenen Gründen hat die orale Versorgung und Pflege in Heimen jedoch zurzeit eine absolut untergeordnete Bedeutung:

- Es stehen in der begrenzten Betreuungszeit andere, wichtigere Probleme im Vordergrund.

- Die Ausbildung des Pflegepersonals in zahnmedizinische Belangen fehlt nahezu vollständig: Ein erstes Ausbildungsprojekt wurde Ende 2002 von der ZÄK Hessen gestartet. In Leipzig wird zurzeit ein Computerlernprogramm für Pflegekräfte erarbeitet, das der Vermittlung von Pflegeanweisungen zunächst auf die Verbesserung der eigenen Mundhygiene abzielt, die häufig ebenfalls unzureichend ist.

- Die Erwartungen der Patienten an orale Betreuung sind sehr niedrig: Obwohl nur ein Drittel der Patienten funktionstüchtigen Zahnersatz haben und 30% der Prothesen älter als 15 Jahre sind, sind 80% damit zufrieden.

- Die Weiterbetreuung durch den (ehemaligen) Hauszahnarzt kommt häufig zum Erliegen.

Zahnmedizinische Heimbetreuung setzt Freiwilligkeit und somit eine grundlegende Motivation sowohl seitens der Heimleitung und des Pflegepersonals als auch seitens der Insassen voraus, es gibt keine Weisungsbefugnis und es gilt das Recht auf freie Arztwahl. Es existieren 2 Betreuungsansätze:

Betreuungsansätze

- Patienten werden gruppenweise aus dem Heim in die eigene Praxis gebracht.

- Ein zahnärztliches Behandlungsteam geht in die Heime, entweder mit tragbaren Einheiten oder unter Nutzung einer Behandlungseinheit im Haus (was durch die neue Erlaubnis zum Führen einer Zweitpraxis auch möglich ist).

Um Erfolg und nicht Frust zu ernten, sollte Folgendes im Vorfeld abgeklärt werden:

- Hat die eigene Praxis überhaupt ausreichende zeitliche Kapazitäten für eine solche Aufgabe?
- Sind die eigenen Helferinnen für diese Aufgabe ausreichend motiviert und vorbereitet?
- Will/akzeptiert die Heimleitung die Betreuung? (Konsiliarvertrag, Honorarregelung)?
- Lassen sich motivierte Pflegekräfte für diese Aufgabe gewinnen?
- Ist die Tagesplanung gut mit dem Heimpersonal abgestimmt? Wer ist Ansprechpartner, wer bringt und holt die Patienten?
- Idealerweise sollte bei jeder Behandlung eine verantwortliche Pflegekraft anwesend sein, die in entsprechende Mundpflege und Besonderheiten der Betreuung eingewiesen werden kann.

Fragen im Vorfeld klären

> Bei der Kompetenzvermittlung an das Pflegepersonal hat es sich bewährt – ähnlich wie bei Eltern – die Mundhygieneberatung zunächst auf sie selbst auszurichten.

PA-Patienten

Die an eine Parodontalbehandlung anschließende Erhaltungstherapie stellt im Rahmen des Recalls eine besondere Herausforderung dar. Im gewissen Sinn kann sie als Fortsetzung der eigentlichen Therapie verstanden werden, ohne die sich eine langfristige Stabilisierung der parodontalen Situation nicht einstellen wird. Gelegentlich ist auch vom Parodontalpatienten als »lebenslangem Patienten« die Rede, worüber jeder Betroffene ausdrücklich informiert werden sollte.

Lebenslange Patienten

Besondere Bedeutung kommt der unmittelbar posttherapeutischen Phase zu. Je nach Befund und parodontaler Grunderkrankung können in den ersten 6 Monaten Recall-Intervalle zwischen 2 und – bei bester Mundhygiene – 12 Wochen erforderlich sein. Selbst nach Jahren sollten die Recall-Intervalle des Parodontalpatienten allerdings nicht mehr als 6 Monate betragen. Das regelmäßige Erstellen eines parodontalen

Recall-Intervalle

Screening-Index (S. 29) gehört zur unverzichtbaren Routine beim parodontalen Recall.

> Die posttherapeutische Betreuung parodontal behandelter Patienten stellt besonders hohe Anforderungen an fachliche Qualifikation und Fertigkeiten der Prophylaxehelferin.

Subgingivaler Biofilm

Beim Recall des Parodontalpatienten muss neben der supragingivalen PZR regelmäßig auf die Zerstörung und bestmögliche Entfernung eines eventuell vorhandenen subgingivalen Biofilms geachtet werden.

- Hierzu sind Schall- und Ultraschallgeräte prädestiniert. Durch die Entwicklung der »Slim-Line«-Instrumente ist eine sehr schonende Bearbeitung subgingivaler Wurzeloberflächen möglich, weshalb – insbesondere im Rahmen der Parodontal- und parodontalen Erhaltungstherapie – eine zunehmende Verdrängung der klassischen Kürettentechnik zu beobachten ist.

- Idealerweise sollte der Recall so gewählt werden, dass eine relevante Neubesiedelung mit periopathogenen Keimen und die Ausbildung subgingivaler Konkremente gar nicht erst zustande kommt. Dies macht es möglich, in Rahmen der Erhaltungstherapie auf eine aggressive Instrumentierung weitestgehend zu verzichten.

2
Präventive Betreuung als Praxiskonzept

Im ersten Teil dieses Buches wurde beschrieben, wie präventive Betreuung inhaltlich aussehen sollte. Damit ist aber noch nichts darüber gesagt, wie sie im Praxisalltag reibungslos und gewinnbringend vonstatten geht.

Zeitgemäßes Prophylaxeangebot?

Bereits im Jahr 2000 hielten 94% der deutschen Zahnärzte eine Zahnheilkunde ohne Prophylaxe für nicht mehr aktuell. Trotzdem hatten nur 75% der Praxen ein mehr oder weniger systematisches Prophylaxeangebot auch für Erwachsene. Nur 36% der Zahnärzte hielten ihr eigenes Prophylaxeangebot für zeitgemäß.

Problem der Patientenansprache

Als Ursachen, die sie vom Ausbau ihres Prophylaxeangebots abhielten, wurden an erster Stelle angegeben: »Desinteresse«, »mangelnde Nachfrage« und »Zahlungsunwilligkeit« der Patienten. Dies ist ein Problem der richtigen Patientenansprache und -auswahl: Erst wenn der Patient sich von seinen Zahnproblemen wirklich betroffen fühlt und er erkannt hat, dass Prophylaxe die Lösung bietet, ist er bereit, Zeit und Geld dafür einzusetzen. Hierzu ausführlich in Kap. 3!

Organisatorische Probleme

Weitere Ursachen, die Zahnärzte vom Ausbau des Prophylaxeangebots abhielten, waren Zweifel an der Wirtschaftlichkeit, aufwendige Personalschulung, Zeit- oder Raummangel. Dies sind organisatorische Aspekte, die eng zusammenhängen: Wie sichere ich ein attraktives Preis-Leistungs-Verhältnis des Prophylaxeangebots?

- Eine Schmalspurprophylaxe, die nicht wirksam ist, kann noch so billig sein, sie führt nicht zu dauerhafter Patientenbindung, sondern zerstört vielmehr den Ruf der Praxis!
- Eine volle Breitseite präventiver Diagnostik und engmaschiger professioneller Fremdhilfe ist zwar ohne Zweifel wirksam, aber für die Mehrzahl der Patienten unerschwinglich.

Hier sind individuelle Angebote und Konzepte für unterschiedliche Patientenbedürfnisse gefragt (S. 133).

Prophylaxe muss sich rechnen: Hohe Vorinvestitionen in zusätzliche Räume oder eine (weitere) ZMF lohnen sich nur, wenn erstens bereits eine entsprechende Zahl interessierter und zugleich bedürftiger und zahlungswilliger Patienten vorhanden ist, also die Nachfrage nach Prophylaxeleistungen gesichert scheint! Ist dies noch unsicher, schont ein sanfterer Einstieg die Nerven des Praxisinhabers (S. 137): Es können wenig genutzte Zeitkontingente in vorhandenen Zimmern für Prophylaxetermine reserviert werden (z.B. in der Mittagspause, parallel zu Langzeitterminen; es muss aber die Aufsicht durch einen Behandler gewährleistet sein).

Sicherung der Nachfrage

Doch was nutzt die größte Nachfrage, wenn das Prophylaxeangebot noch auf wackeligen Füßen steht: Weder der Chef noch eine einzelne engagierte Prophylaxeassistentin alleine schaffen es, dass die Prophylaxe »läuft«, also für den Patienten nicht nur inhaltlich, sondern auch organisatorisch attraktiv und überzeugend ist. Dazu bedarf es nicht nur einer exzellenten Abstimmung zwischen Chef und Prophylaxehelferin(nen), sondern insgesamt eines motiviertes Teams, das als Gesamtheit hinter dem Präventionsangebot steht und sich damit identifiziert (Es ginge nicht auf Dauer gut, wenn die übrigen Helferinnen sich nur darüber ärgern, wenn die Kollegin X Prophylaxe macht, »wo sie doch viel dringender im Steri und zur Assistenz benötigt würde und dazu noch ein Zimmer blockiert, dass man gut für den Schmerzpatienten nutzen könnte, der nun vorhersehbar in den Feierabend rutscht …«).

Sicherung des Angebots

Solch ein Team entsteht nicht von ungefähr, sondern muss durch intensive *interne* Schulungen langsam geformt werden. Natürlich sollen und können gut ausgebildete Kräfte Know-how in die Praxis einbringen, damit ist es aber nicht getan, das Neue muss mit dem Bestehenden zu einem praxisspezifischen Gesamtkonzept verschmolzen werden.

Teambildung

Mitarbeitern können anfangs je nach Ausbildungsstand Teilaufgaben übertragen werden. Auf Dauer lässt sich Prophylaxe aber nur kostengünstig und gewinnbringend anbieten, wenn sie *vollständig* (bis auf die Patientenansprache) an entsprechend ausgebildete Mitarbeiter übertragen werden kann. Verschiedene Möglichkeiten zur Teamschulung und Konzeptentwicklung werden ab S. 142 besprochen.

Somit spricht viel dafür, die Prophylaxe nicht von heute auf morgen zu installieren, sondern sie schrittweise in einem Tempo auszubauen, bei dem weder Patientennachfrage, Praxisorganisation noch Teamschu-

Schrittweiser Ausbau der Prophylaxe

lung und -motivation auf der Strecke bleiben! Denn: Erfolg motiviert, Stress und Überforderung bewirken das Gegenteil! Anregungen für eine stufenweise Einführung der Prävention sind ab S. 153 zusammengestellt.

Preiskalkulation

Bei allem Engagement dürfen ökonomische Aspekte nicht außen vor bleiben. Mag die erste Anfangsphase noch als Investition in die Zukunft »abgeschrieben« werden, muss sich das Präventionsangebot doch möglichst bald auch »rechnen«. Näheres zur Preiskalkulation ab S. 137.

In dem Maße, wie der Prophylaxegedanke in der Bevölkerung Verbreitung findet und Aufgeklärtheit und »Mündigkeit« der Patienten zunehmen, wird die Bedeutung eines solchen auf dem Primat der »oral self-care« beruhenden, »patientenzentrierten« Konzepts stetig zunehmen.

Konzepte im Vergleich

Die Zahl von Prophylaxekonzepten ist unüberschaubar, letztlich findet jede Praxis ihr eigenes, das nicht zuletzt von den Persönlichkeiten der Hauptdarsteller Chef und Prophylaxehelferin geprägt ist, aber auch vom Ausbildungsstand des Teams.

Patientenzentrierung

Viele Jahre lang gab es einen wahren Glaubensstreit darum, ob bei der Patientenbetreuung mehr die professionelle Hilfe in den Vordergrund gerückt werden solle (weil der Patient alleine es ja sowieso nicht »packt«) oder primär seine Kompetenz zur eigenen Vorsorge gesteigert werden solle, weil nur dies pädagogisch wertvoll ist. Wie bereits auf S. 47 gesagt, ist das eine ohne das andere sowieso kaum denkbar. Die Frage ist eigentlich nur noch eine strategische – die von Patient zu Patient individuell zu entscheiden ist:

Professionelle Hilfe oder Anleitung zur Selbsthilfe?

Beginnt man mit einer Mundhygieneberatung und zeigt dem interessierten (!) Patienten, wie viel er – nur durch Optimierung seiner Zahnpflege – bereits selbst an Gesundheit erreichen kann? Nichts ist motivierender als der eigene Erfolg: Patienten kommen mit leuchtenden Augen zum Folgetermin und berichten, dass tatsächlich wie versprochen innerhalb einer knappen Woche fast alles Zahnfleischbluten verschwunden ist! Die professionelle Zahnreinigung und -glättung wird dann in zweiter Linie angeboten: als Starthilfe für leichteren und nachhaltigeren Putzerfolg oder als Spezialreinigung für Risikozonen, die der Patient alleine nicht beherrschen kann. Diese Strategie führt bei einer kleinen Gruppe ohne ausgeprägte Vorschädigungen und mit hoher Motivation (10–20%) zu weitgehender Unabhängigkeit durch (fast) vollständige eigene Risikokontrolle.

Erst Anleitung zur Selbsthilfe, dann PZR …

Oder empfiehlt man die PZR primär und hängt Mundhygienetipps in dem Umfang, wie der Patient sie wünscht und umsetzt, hintendran mit dem Hinweis, dass die Pflegequalität ja direkten Einfluss auf den erforderlich zeitlichen und damit auch finanziellen Aufwand für die Prophy-

… oder erst PZR, dann Mundhygienetipps?

laxesitzungen hat? Diese Strategie taugt sicherlich besser für Patienten mit ausgeprägteren Vorschädigungen, z.B. tieferen Taschen, aber auch für solche, die weniger motiviert oder geschickt bei der eigenen Pflege sind.

> Praxen, die nur eine Strategie verfolgen, werden weniger Patienten erreichen, als solche, die flexibel beide einsetzen. Praktisch stellt sich die Frage: »Wie gewinne ich möglichst viele Patienten – dauerhaft – für eine wirksame Prophylaxe?«

Aufwand

Maximalversion

Je aufwendiger ein Betreuungskonzept, um so teurer ist es. Zu teure Konzepte führen zu einer Selektion der ohnehin schon motivierten Patienten. Prophylaxe wird so zur »besonderen Leistung für besondere Patienten«. Dies schränkt die Akzeptanz der »Rundum-Betreuungspakete« mit umfangreichen diagnostischen Maßnahmen und maximaler präventiver Betreuung prinzipiell ein. Sie sind auch nur für eine Minderheit der Patienten (mit besonders hohem Risiko) angebracht und nützlich.

Mundhygiene-Crashkurs

Daher werden gerade für Neupatienten häufig niederschwellige Einstiegs-«Angebote« favorisiert: Für bereits einsichtige Patienten bietet sich hierzu ein Mundhygiene-Crashkurs in 2–3 Sitzungen an. Er wird als Hilfe zur Selbsthilfe und als wesentliche Weichenstellung für eine zahngesündere Zukunft empfohlen. Auch muss der Patient darauf hingewiesen werden, dass die dadurch erreichte Gingivitisfreiheit eine wichtige Grundlage für die Anfertigung qualitativ hochwertiger und langlebiger Restaurationen ist!

> Praxistipp: Da eine Inanspruchnahme der Prophylaxe vor Beginn der restaurativen Therapie insofern auch im Interesse des Behandlers ist, kalkulieren wir diese Mundhygieneersteinweisung quasi zum Selbstkostenpreis. Sie umsonst anzubieten halten wir allerdings für falsch und das nicht nur aus betriebswirtschaftlichen Aspekten:

> - Eine gewisse finanzielle Hürde sichert gerade bei der Mundhygieneberatung, dass der Patient sich bewusst dafür entscheidet und es von der Prophylaxehelferin wirklich wissen will (Befolgungsbereitschaft, »motivation by money«)!
> - Dies ist zugleich wichtige Grundlage für eine bleibende Arbeitsmotivation der Helferin!

Gratisprobe

Skeptische und zögerliche Patienten können u.U. durch eine »Gratisprobe« überzeugt werden, die sie den Nutzen von Prophylaxe *erfahren* lässt:

- Dies kann z.B. die professionelle Reinigung eines besonders bedürftigen Teilabschnitts des Gebisses wie der UK-Front sein. So können sie den Unterschied zu einer herkömmlichen Zahnsteinentfernung direkt sehen und spüren, also erfahren.

- Es kann aber auch die Kurzinstruktion in der Anwendung von Zahnseide sein, die in wenigen Tagen eine Blutung verschwinden lässt. Die persönliche Erfahrung eines nicht mehr blutenden Zahnfleisches weckt Vertrauen.

Nutzen der Prophylaxe erfahren lassen

Der Unterschied ist: Das eine mal gilt das Vertrauen der zahnärztlichen Betreuung, das andere Mal sowohl der Beratungskompetenz der Praxis als auch der neu erlernten eigenen Fähigkeit zur Heilung und Gesunderhaltung!

Jeder Pädagoge wird den zweiten Ansatz für erstrebenswerter halten. Es gibt jedoch genug Patienten mit so geringem Zutrauen in die eigenen Fähigkeiten (der Psychologe spricht von unzureichender Selbstwirksamkeitserwartung), dass für sie nur ein Einstieg über Fremdhilfe, also professionelle Zahnreinigung in Frage kommt. Auch für Patienten, die primär wellnessorientiert sind und sich gerne verwöhnen lassen, egal was es kostet, ist er der richtige. Patienten, die aus ästhetischen Bedürfnissen eine Zahnreinigung wünschen, sprechen uns in der Regel von sich aus an.

Einstieg über die kostenlose PZR

Das Konzept, eine komplette erste PZR kostenfrei als »Lockangebot« durchzuführen, »rechnet« sich nur dann, wenn die geschulte Helferin diese Sitzung zugleich zum Aufklärungsgespräch nutzt und dem Behandler damit entsprechend Zeit einspart.

Es ist eine prinzipielle Frage, inwieweit die Ansprache der Patienten eine originäre Aufgabe des Zahnarztes darstellt oder »Werbegespräche« vor allem aus Zeitgründen an Helferinnen zu delegieren sind. Je mehr die Prophylaxe wesentlicher Teil oder gar Voraussetzung für Therapie bestehender Erkrankungen ist, um so mehr gehört das Informationsgespräch in die Verantwortung des Arztes. Dieser verleiht aufgrund seines höheren Status medizinischen Argumenten auch mehr Gewicht. Möglicherweise wird er aber nur die Kernbotschaften übermitteln und die Entscheidungsfindung begleiten und es einer gut ausgebildete Helferin überlassen, Basisinformationen zu geben. Besteht keine akute Gesundheitsgefährdung und ist Prophylaxe wirklich nur ein »Angebot« für eine sicherere Zukunft der Zähne, kann eine fürsorgliche Helferin dieses möglicherweise sogar authentischer und wirkungsvoller vermitteln, während dem Praxisinhaber bei einem solchen Angebot im schlimmsten Fall sogar unterstellt wird, er wolle daran nur verdienen.

Information durch Zahnarzt oder Helferin?

Unternehmerische Aspekte

Für immer mehr zahnärztliche Leistungen muss der Praxisinhaber Zuzahlungen oder gar die Gesamtkosten festlegen. Oft geschieht dies in Anlehnung an bestehende Gebührenordnungen, oft auch aus dem hohlen Bauch heraus. Zwei Herangehensweisen an die Preisgestaltung sind sinnvoll und sollten durchaus nebeneinander verfolgt werden:

- die betriebswirtschaftliche Kalkulation
- die Gewinnoptimierung im Spannungsfeld von Angebot und Nachfrage

Betriebswirtschaftliche Kalkulation

Sie legt den Mindestpreis fest, ab dem das Angebot überhaupt kostendeckend oder gewinnbringend ist.

Variante ohne separates Prophylaxezimmer

Kalkulationsgrundlage sind die Fixkosten der Praxis, die der Steuerberater auf die Kostenbelastung pro Stunde herunterrechnet. Dann weiß man, was die Arbeitsstunde des Chefs einbringen muss, damit er z.B. die Gehälter, Miete und Materialien bezahlen kann; für die Arbeitsstunde einer Prophylaxefachkraft wird ca. die Hälfte veranschlagt, da sie nur ihr eigenes Gehalt und die anteiligen Nutzungskosten für ein Behandlungszimmer einbringen muss. Die Kosten einer Einzelleistung kalkulieren sich nun nach der Zeit, die ihre Erbringung benötigt plus der Kosten für leistungsspezifische Aufwendungen wie Spezialmaterialien oder Laborkosten. Damit ist nun der Betrieb Praxis aus den roten Zahlen.

Fixkosten der Praxis

Nicht aber der Praxisinhaber, denn seine eigenen unvermeidlichen Aufwendungen z.B. für Versicherungen, Altersvorsorge oder Privatmiete sind ja keine Praxiskosten, sondern diese zahlt er aus dem Gewinn. Daher macht es Sinn, den Praxisfixkosten einen fiktiven

Private Fixkosten

»Unternehmerlohn« hinzuzurechen, der zumindest die notwendigsten Lebenshaltungskosten (private Fixkosten) des Chefs abdeckt. Erst ein Gewinn, der darüber hinaus geht, ist auch gefühlter Gewinn, also Geld, das ausgegeben werden kann.

Variante bei Einrichtung eines zusätzlichen, nur für Prophylaxe genutzten Raums

Kalkulationsgrundlage sind hier die monatlichen Kosten der Neuinvestition, also Zinsen plus Tilgungsrate plus anteilige Raumkosten. Hinzu kommen die durch die Prophylaxe direkt verursachten Kosten wie Gehalt der Prophylaxehelferin und Materialverbrauch. Auch bei diesem Rechenansatz muss ein Unternehmergewinn aufgeschlagen werden. Letztlich wird auch hier ein Minutenkostensatz bestimmt.

Rechenbeispiele

Als Rechenbeispiele seien 2 Praxen mit unterschiedlich hohen Investitionen gegenübergestellt (Tab. 17).

Unternehmerische Aspekte

Kostenrechnung Prophylaxe			
		Praxis A	Praxis B
Gesamtinvestition			
Einrichtung Prophylaxeraum		15.000,00	60.000,00
Faktische monatliche Kosten			
Tilgungsrate (= LV-Prämie)		85,63	342,50
Zinsen 7%		87,50	350,00
Personalkosten Prophylaxehelferin*		2.650,38	3.786,25
Anteilige Mietkosten für 12 qm		84,00	144,00
Heizung, Energie, Reinigung		50,00	100,00
Materialverbrauch		150,00	300,00
Wartung		50,00	100,00
Fortbildung		50,00	100,00
Verwaltung (Recall, Porto)		100,00	200,00
Kosten/Monat ohne kalkulatorische Kosten		3.307,50	5.422,75
Kalkulatorische monatliche Kosten			
Verzinsung des eingesetzten Kapitals	6%	75,00	300,00
Äquivalent für eingegangenes Risiko		500,00	1.000,00
Unternehmerischer Gewinn		2.000,00	4.000,00
Kosten/Monat einschl. kalkulatorische Kosten		5.882,50	10.722,75
Tageskostensatz (200 Arbeitstage/Jahr)**		352,95	643,37
Stundenkostensatz		44,12	80,42
Minutenkostensatz		0,74	1,34

Tab. 17
Rechenbeispiele für 2 Praxen mit unterschiedlich hohen Investitionen;
* = inkl. 13. Gehalt und Arbeitgeberanteilen zur Sozialversicherung,
** = à 8 h/Tag

Gewinnoptimierung im Spannungsfeld von Angebot und Nachfrage

Hier sind 3 Situationen denkbar:

Entwicklungsfähige Gewinnmarge

- Die Gewinnmarge ist entwicklungsfähig, d.h., die einzelne Leistung und die Praxis insgesamt genießen einen guten Ruf dank guter Betreuung und sehr gutem Preis-Leistungs-Verhältnis. Im Marktvergleich liegen die Preise nicht über dem Durchschnitt. Preise einzelner Leistungen können (vorsichtig) angehoben werden, ohne dass ein Nachfrageeinbruch zu erwarten ist. Eine Preisanhebung darf der Patient bei wiederkehrender Inanspruchnahme aber nicht erst aus der Rechnung erfahren, er muss vorab darauf hingewiesen werden!

Ausgereizte Gewinnmarge

- Die Gewinnmarge ist ausgereizt oder gar überstrapaziert. Dies kann der Fall sein, wenn die Preise deutlich über dem Marktdurchschnitt liegen, ohne dass für die Patienten ein entsprechend überdurchschnittlicher Gegenwert erkennbar ist, oder wenn Leistungsumfang und -qualität (z.B. wegen zu enger Terminplanung oder Überarbeitung) gelitten haben.

Win-Win-Situation

- Optimal wäre die Situation dann, wenn der Patient mit den Leistungen sehr zufrieden ist und die Preise zwar als hoch, aber angemessen empfindet. Der Gewinn führt zu überdurchschnittlichen Einkünften des Chefs und der Mitarbeiterinnen, die auch (nicht in erster Linie!) dadurch zu überdurchschnittlichen Leistungen motiviert sind. So gewinnen letztlich beide Seiten (Win-Win-Situation).

Gewinn oder Patientenbindung

Für Prophylaxeleistungen kommt noch eine weitere Überlegung ins Spiel: Möchte ich möglichst viel an der Einzelleistung verdienen oder muss sie nur kostenneutral sein, weil ich mir andere Vorteile davon verspreche? Die Aussicht auf eine positive Selektion zahnbewusster Patienten mit entsprechender Bereitschaft, auch in höherwertige Restaurationen (mit entsprechend höherem Privatanteil und Entlastung des Kassenbudgets) zu investieren und die damit verbundene Hoffnung auf eine größere Berufszufriedenheit waren unter deutschen Zahnärzten die stärksten Motive zum Ausbau des eigenen Prophylaxeangebots. Nach unseren Erfahrungen profitiert der Zahnarzt von der starken Patientenbindung, die mit der anteilnehmenden Betreuung einhergeht, ebenso wie vom gehobenen Mundgesundheitsbewusstsein (»dental awareness«) seiner Klientel. Daher haben wir ein Einstiegs-Prophylaxeangebot (das primär eine Mundhygieneberatung, also Hilfe zur Selbsthilfe umfasst) sehr günstig kalkuliert, damit möglichst viele Patienten davon Gebrauch machen, denn mit der intensiven Beschäftigung steigt auch die Wertschätzung für die eigenen Zähne und damit die Zuzahlungsbereitschaft bei restaurativen Leistungen. Hingegen wird eine dauerhafte Prophylaxebetreuung im Recall gewinnbringend kalkuliert.

Strukturelle Voraussetzungen einer Prophylaxepraxis

Teameinsatz und -entwicklung

Delegation von (Prophylaxe-)Leistungen

Die Präventivbetreuung für möglichst *alle* Patienten ist aus Kostengründen nur auf der Grundlage weitgehender Delegation möglich. Diese ist gesetzeskonform, wenn:

Voraussetzungen der Delegation

- die Mitarbeiterin über eine der Tätigkeit angemessene objektive und subjektive Qualifikation verfügt
- es sich um komplikationsarme, nichtinvasive und wiederholbare Leistungen handelt
- der Patient informiert und einverstanden sowie
- eine begleitende Überwachung durch den Zahnarzt gewährleistet ist

Qualifikation

Eine ausreichende Qualifikation ist bei Kursabschlüssen der Kammern und anderer Fortbildungsinstitute einfach nachweisbar, sie kann aber auch durch eigene Schulung vermittelt werden. Möglichkeiten hierzu sind:

- Teambesprechungen und -fortbildungen, die zum Zweck der Abstimmung zwischen Chefs, Prophylaxe-, Assistenz- und Verwaltungskräften und nicht zuletzt aufgrund der aktuellen Qualitätssicherungsrichtlinien sowieso regelmäßig erforderlich sind
- Schulung jüngerer Mitarbeiter durch erfahrenere
- Hospitation in befreundeten Praxen (oft sehr wertvoll und anregend!)
- Helferinnenstammtische

Strukturelle Voraussetzungen einer Prophylaxepraxis

> Letztlich liegt die Verantwortung für die Qualifikationseinschätzung und den Einsatzrahmen der einzelnen Mitarbeiter immer beim Praxisinhaber!

Zu den delegierbaren Leistungen, die bei Vorliegen der genannten Voraussetzungen eigenständig von zahnärztliche Fachhelferinnen erbracht werden *dürfen,* gehören:

Umfang delegierbarer Leistungen

- präventive Beratungen
- nichtinvasive Diagnostiken inkl. Blutungstests und Taschentiefenmessung
- im präventiv-therapeutischen Bereich Fissurenversiegelung, Abformung, Schienenherstellungen, Füllungspolitur, Belagsentfernung bis in den »klinisch erreichbaren« subgingivalen Bereich.

Mit anderen Worten, der gesamte Bereich der Prophylaxe kann delegiert werden, abgesehen von invasiven subgingivalen Reinigungsmaßnahmen, die dem Arbeitsfeld der PAR-Therapie zuzuordnen sind und in der Regel unter Anästhesie erfolgen, die auch eine »Dental Hygienist« in Deutschland bisher nicht legen darf. Ebenfalls als invasiv und nicht delegierbar einzustufen wäre z.B. der Einsatz diamantierter oszillierender oder rotierender Instrumente bei der Entfernung interdentaler Restaurationsränder oder das Durchführen einer Odontoplastik.

Ausnahmen

Die Aufgabenverteilung im Team ist abhängig vom Ausbildungsstand der einzelnen Mitarbeiter. Relativ leicht erlernbar und damit delegierbar sind Aufgaben wie die supragingivale Zahnpolitur, einfache diagnostische Maßnahmen wie Blutungstests oder Speicheldiagnostika, reine Informationsvermittlung und Instruktion. Motivationsgespräche oder gar komplette Beratungen sowie umfassende Risikoermittlungen können nur einzelne, aufwendig geschulte Mitarbeiterinnen eigenständig durchführen.

Aufgabenverteilung im Team

> Die zusammenfassende Risikoeinschätzung und die Festlegung des Betreuungsansatzes ist und bleibt Aufgabe des Zahnarztes.

Umsatzbeteiligung

Die Mitarbeiterinnen können bei entsprechender Eignung und Bereitschaft das klassische Berufsbild der Zahnarzthelferin stark erweitern hin zu eigenständigerem und verantwortlicherem Tun in direktem Kontakt zu den Patienten; hierdurch steigert sich die Berufszufriedenheit und ebenso das Einkommen.

Da sie als einzige Mitarbeiter neben dem Zahnarzt durch ihre Tätigkeit unmittelbare Praxiseinkommen erzielen, drängt sich die Frage auf, ob ihre Leitungsmotivation nicht durch Umsatzbeteiligung gesteigert werden kann oder sollte. Für die Ausgestaltung der Umsatzbeteiligung stehen mehrere Modelle zur Verfügung. Am häufigsten trifft man dabei auf eine der folgenden 3 Varianten (Tab. 18):

Häufige Formen der Umsatzbeteiligung

- **Erfolgsbonus an alle:** Beim Überschreiten eines zum Beginn des Geschäftsjahres festgelegten Umsatzziels wird ein »Erfolgsbonus« an alle Mitarbeiterinnen ausgezahlt. Als Berechnungsgrundlage kommen sowohl ein Pool aller Behandlerumsätze, wie auch der alleinige Prophylaxehelferinnenumsatz in Betracht. Gegebenenfalls kommt dabei eine Quotierung nach Einkommen, Berufsjahren, Dauer der Praxiszugehörigkeit usw. infrage.

- **Umsatz der Prophylaxehelferinnen:** Ein bestimmter Prozentsatz des Prophylaxehelferinnenumsatzes wird entweder entsprechend einem Verteilungsschlüssel oder zu gleichen Anteilen an alle Praxismitarbeiterinnen ausbezahlt. Derartige Regelungen werden üblicherweise damit begründet, dass letztlich für alle Helferinnen – zumindest mittelbar – durch die Prophylaxe zusätzliche Arbeit anfällt.

- **Leistungsprämie für Prophylaxehelferin:** Die Prophylaxehelferin erhält zusätzlich zum Grundgehalt eine von ihrem Honorarumsatz abhängige Leistungsprämie (Tab. 18).

Andere Formen

Auch andere Formen von Bonuszahlungen sind denkbar, etwa durch Freizeitausgleich, Betriebsausflüge oder Fahrtkostenerstattungen. Wegen möglicher Steuer- und Sozialversicherungspflicht derartiger Zuwendungen sollte der Steuerberater allerdings zu Rate gezogen werden.

Verfahren	Vorteil	Nachteile
Erfolgsbonus	alle Mitarbeiterinnen kommen in den Genuss des Bonussystems	• zur Schaffung der geforderten Transparenz, denn es handelt sich bei einer derartigen Regelung letztlich um einen Teil der Gehaltsvereinbarung, wird der Praxisumsatz »öffentlich«, was nicht immer im Sinne des Praxisinhabers ist • geringer Motivationseffekt, da der Zusammenhang zwischen erbrachter Leistung etwa einer Behandlungsassistentin und dem Praxisumsatz subjektiv schwer nachzuvollziehen ist
Beteiligung am Umsatz der Prophylaxemitarbeiterinnen	alle Mitarbeiterinnen kommen in den Genuss des Bonussystems	• geringer Motivationseffekt, da (je nach Anzahl der Praxismitarbeiterinnen) der zur Auszahlung kommende Betrag zu gering ist, das Verhalten in relevanter Weise zu beeinflussen • für die Prophylaxehelferin möglicherweise eher demotivierend wegen des Gefühls, für andere mitzuarbeiten (»ich investiere Zeit in aufwendige Ausbildungen und reibe mich mit zusätzlicher Arbeit auf – andere ernten dafür die Früchte ...«)
Leistungsprämie für Prophylaxehelferin	hoher Motivationseffekt, da diese Form der Umsatzbeteiligung die Höhe des Einkommens in relevanter Weise beeinflusst	• Potenzial für Missgunst und Neid, da andere Mitarbeiterinnen sich benachteiligt fühlen können

Tab. 18
Vor- und Nachteile bei Varianten der Umsatzbeteiligung

Infrastruktur und Materialien

Prophylaxezimmer?

Braucht die Praxis ein spezielles Prophylaxezimmer? Was sollte im Idealfall darin überhaupt anders sein als in einem normalen Behandlungsraum?

Behandlungs-einheit

Die Behandlungseinheit zumindest muss vollwertig sein, um alle Maßnahmen von PZR über Versiegelung und Füllungspolitur durchführen zu können. Eher sind zusätzliche Module z.B. für Intraoralkamera oder Diagnodent wünschenswert. Damit ist das Zimmer auch als Ausweichzimmer für andere Behandlungen prinzipiell geeignet.

Separater Beratungsplatz

Psychologen halten einen separaten Beratungsplatz für wünschenswert, an dem nicht behandelt wird und der sozusagen eine angstfreie Zone darstellt, an dem sich Beratende(r) und Patient quasi auf Augenhöhe gegenübersitzen. Dies gilt für Therapiebesprechungen ebenso wie für eine Mundhygieneberatung. An diesem Platz sitzen Berater und Patient an einem Tisch gegenüber oder noch besser im 90°-Winkel zueinander. Der optimale Platz für Therapieberatungen wäre in einem (aufgeräumten!) Chefbüro. Ein Beratungsplatz für eine Mundhygieneberatung muss zusätzlich mit einem Spiegel, am besten einem beleuchteten Vergrößerungsspiegel, und einem Speibecken ausgestattet sein. Solche »Dialogplätze« werden von Praxiseinrichtern in eine Ecke des Prophylaxeraums integriert. Notwendig sind sie aber sicher nicht: Eine »Angstfreizone« ist auch verbal vermittelbar, und ist der Patient erst einmal im Thema drin, ist es ihm egal, auf was für einem Stuhl er sitzt. Außerdem kann ein Aufstellspiegel mit entsprechendem Fuß problemlos auf dem Schwebetisch platziert werden und der rollende Behandlungsstuhl ermöglicht es dem Beratenden flexibel zwischen verschiedenen Sitzpositionen – mal mehr gegenüber dem Patienten, mal neben ihm »im Schulterschluss« – zu wechseln. Während der PZR sieht der Patient sowieso nur die Decke – an der ein passendes Bild hängen sollte.

Unterlagen

Auch die Lagerung sämtlicher Prophylaxe- und Beratungsunterlagen in einem Prophylaxeraum hat keineswegs nur Vorteile: Werden sie auch in einem anderen Zimmer benötigt, hätte man im Praxiszentralschrank darauf Zugriff, ohne im Prophylaxezimmer zu stören. Übrigens: Informative Poster mit halbmannshohen zahnsteintriefenden, fast ausgefallenen Zähnen werden von den wenigsten Laien als wirklich schmückend erlebt …

Zusammengefasst ist festzuhalten, dass die Einrichtung eines speziellen Prophylaxezimmers keineswegs eine Vorbedingung für effektive Prophylaxe darstellt. Wohl aber ist ab einem gewissen Prophylaxeaufkommen die Einrichtung eins zusätzlichen Behandlungszimmers unumgänglich.

Prophylaxezimmer ist keine Vorbedingung

Instrumentarium

Die einzelnen Instrumente und Materialien wurden bereits ausführlich besprochen, sodass an dieser Stelle nicht mehr auf sie eingegangen wird (S. 47 ff.).

Beratungshilfen

Um im Beratungsgespräch beim Patienten ausreichende Einsicht und Behaltensleistungen zu erreichen, bedarf die Botschaft einer guten Visualisierung. Als Grundsatz kann gelten: Der Patient soll die Bilder an die Hand bekommen, die man selber bei seinen Erklärungen im Hinterkopf hat! Dies macht den Einsatz von gut ausgewähltem Bildmaterial erforderlich.

Bildmaterial

Vor allem aber muss man dem Patienten seine intraoralen Krankheitssymptome mit hinreichender Deutlichkeit zeigen können. Hier ist eine Kamera dem Handspiegel klar überlegen. Seitdem die digitalen Kompaktkameras ausreichend große Rückendisplays haben, stellen sie in Verbindung mit einem Makro- und LED-Ringleuchtenvorsatz eine ernstzunehmende (preiswertere, kabellose, hygienisch unproblematische) Alternative zur Intraoralkamera dar.

Kamera

Dokumentation

Konsequente Präventivbetreuung bringt eigene Anforderungen an die Dokumentation mit sich:

Anforderungen

- Die Befunddokumentation erfordert es, neben Zahnstatus und Kariesbefunden auch Taschentiefen und Hygieneindizes gemeinsam darzustellen und zudem eine Verlaufsbetrachtung zu ermöglichen (s.a. Abb. 1).

- Der Teamansatz bei der Patientenbetreuung macht es weiterhin erforderlich, dass Inhalt und Verlauf eines Beratungsgesprächs sowie die Planung für den nächsten Termin so ausführlich aufgezeichnet werden, dass sie auch für andere Teammitglieder nachvollziehbar sind.

Organisation und Verwaltung

Leistungserfassung

Einplatzlösung

Die von der Prophylaxehelferin erbrachten Leistungen müssen für die Abrechnung in der Praxis-EDV erfasst werden. Dies ist z.B. möglich, indem die zunächst in einer Karteikarte aufgezeichneten Leistungen in den Praxiscomputer an der Rezeption übertragen werden (»Einplatzlösung«). Ein solches Verfahren birgt allerdings erhebliche Nachteile. So wurden in Einzelfällen bis zu 10% Verluste durch Übertragungsfehler nachgewiesen! Außerdem dürfte es zu einem Zeitproblem werden, die Arbeit eines zweiten Behandelnden an ein und demselben Rechner, der überdies noch für eine ganze Anzahl weiterer Aufgaben gebraucht wird, zu erfassen.

Zweites EDV-Terminal

Es sollte daher erwogen werden, selbst bei einer nicht vollständig vernetzten Praxis, zumindest am Prophylaxearbeitsplatz ein zweites EDV-Terminal einzurichten. Die Vorteile liegen auf der Hand: Die Prophylaxehelferin kann zeitnah ihre eigenen Leistungen erfassen, das Aufzeichnen fällt nur einmal an und Übertragungsfehler werden verhindert. Außerdem ist es leichter, Liquidationen im unmittelbaren Anschluss an die Behandlung zu erstellen und diese sofort begleichen zu lassen. Hinzu kommen weitere Nutzungsmöglichkeiten, beispielsweise für den Einsatz von Demonstrationssoftware, Erstellung und Ausdruck von Kostenvoranschlägen, Terminvergabe usw.

Rechnungs- und Mahnwesen, Zahlungsverkehr

Eine Folge des Recall-Systems ist, dass das tägliche Patientenaufkommen in der Praxis steigt. Um diesen erhöhten Andrang bewältigen zu können, muss die Praxisorganisation angepasst werden. So ist etwa zu berücksichtigen, dass ein Großteil der Prophylaxepatienten Selbstzahlerleistungen in Anspruch nimmt. Dies hat eine Zunahme der Verwaltungstätigkeiten wie Liquidationserstellung oder Überwachung des Zahlungsverkehrs und des Mahnwesens zur Folge.

Zunahme der Verwaltungstätigkeiten

Die mit Abstand am häufigsten liquidierte private Einzelleistung unserer Praxis ist die professionelle Zahnreinigung. Die pauschale Berechnung der PZR bei GKV-Versicherten vereinfacht die Verwaltung erheblich, da das zeitaufwendige und oft mühsame Erstellen einer zahnbezogenen Liquidation entfällt. Um dennoch eine annähernde Relation zwischen Aufwand und Honorar herzustellen, werden die PZR-Patienten entsprechend ihres Restzahnbestandes in 4 Preiskategorien eingeteilt:

Pauschale Berechnung der PZR

- Gruppe A: bis 5 Zähne
- Gruppe B: 6–12 Zähne
- Gruppe C: 13–22 Zähne
- Gruppe D: 23–32 Zähne

Für jede dieser Preisgruppen wurde ein Eingabekürzel in der Abrechnungssoftware festgelegt.

Ein Nebeneffekt der sofortigen Leistungserfassung ist, dass dem Patienten die Liquidation bereits beim Verlassen der Praxis persönlich überreicht werden kann. Der Postversand entfällt, Portokosten werden gespart. Wird die Rechnung sofort beglichen, reduziert sich der Verwaltungsaufwand noch weiter. Hervorragend bewährt hat sich in diesem Zusammenhang die Einrichtung eines Kartenzahlungsterminals, das sich natürlich nicht nur für Prophylaxeleistungen eignet. Über die Modalitäten dieser Zahlungsweise gibt die Hausbank Auskunft.

Sofortige Leistungserfassung

Terminverwaltung

Für die Praxisanmeldung bedeutet der Einsatz einer Prophylaxehelferin, dass der Zeitplan einer zusätzlichen Behandlerin zu organisieren ist. Häufig sind ganze Terminketten zu vergeben (z.B. bei IP-Behandlungen, PAR-Vorbereitungsterminen). Möglicherweise müssen Termine mit dem Zeitplan weiterer Behandelnder koordiniert werden (z.B. bei

Anforderungen

»Doppelterminen«, d.h. ZMF und Zahnarzt in gleicher Praxissitzung, Zusatztermine für Familienangehörige). Noch komplizierter wird es, wenn Termine oder Terminketten verschoben werden müssen.

Die Suche nach freien Behandlungszeiten in einem Terminkalender in dem aufgeschrieben, ausradiert und durchgestrichen wurde, kann zu einem zeitraubenden und nervenaufreibenden Unterfangen werden. Schnell wird eine Eintragung vergessen oder übersehen, sodass die daraus resultierenden Terminausfälle und Doppelbuchungen zum Ärgernis für Praxis und Patient werden können. In diesen Fällen kann ein EDV-gestütztes Terminvergabeprogramm helfen.

EDV-gestütztes Terminvergabeprogramm

> Prophylaktische Maßnahmen werden im Bewusstsein vieler Patienten eher dem Wellness- als dem medizinisch-therapeutischen Bereich zugeordnet. Daher ist die Toleranzschwelle bei möglichen Wartezeiten für Prophylaxebehandlungen in der Regel auch niedriger als etwa für einen Zahnarzttermin.

Recall

Das Recall in seiner organisatorischen Dimension soll dem Patienten dabei helfen, seine Kontroll- und Vorsorgetermine in den Abständen einzuhalten, wie sie unter dem Aspekt der Risikokontrolle erforderlich sind. Dies muss er ausdrücklich wünschen. Ohne Einwilligung des Patienten ist ein schriftlicher oder telefonischer Terminvorschlag strenggenommen nicht zulässig.

Einwilligung des Patienten

Um das angestrebte Ziel zu erreichen, gibt es verschiedene Möglichkeiten:

Folgetermin sofort vergeben

- Viele Patienten nehmen einen Folgetermin gleich mit. Dies hat eine hohe Verbindlichkeit, denn falls er nicht eingehalten werden kann, ist es am Patient, sich in der Praxis zu melden und abzusagen bzw. einen Ausweichtermin zu vereinbaren. Probleme entstehen dann, wenn die Termine, die ja weit in der Zukunft liegen können, vergessen werden.

- Patienten, die von der Praxis oder sich selbst als vergesslich eingeschätzt werden, macht man das Angebot der Terminerinnerung z.B. durch Anruf einige Tage vor dem eigentlichen Termin. Hierzu wird am Erinnerungstag ein entsprechender Vermerk (»Pat. XY an Termin am … erinnern«) direkt im Bestellbuch (egal ob Papier- oder Softwareversion) gemacht, der die Verwaltungshelferin an den Anruf erinnert.

    Terminerinnerung

- Für Patienten, die (z.B. wegen unregelmäßigen Arbeitszeiten) ihre Termine nicht so lange im Voraus festlegen können oder wollen, bietet sich die klassische Recall-Version an: In einem Monatsregister werden die Patienten-Recall-Karten nach jedem Termin um die Anzahl von Monaten weiter nach hinten gesteckt, die dem vereinbarten (und auf der Patienten-Recall-Karte vermerkten) Recall-Abstand entspricht. An jedem Monatsanfang nimmt sich die Verwaltungshelferin alle in diesem Monatsfach gelandeten Recall-Karten vor und macht den Patienten einen Terminvorschlag – telefonisch oder schriftlich je nach Wunsch. Dies ist verbindlicher als ein einfaches Erinnerungsschreiben mit der Bitte, sich zwecks Terminabsprache mit der Praxis in Verbindung zu setzen, wie es einige Computerprogramme »ausspucken«! Eine telefonische Kontaktaufnahme führt am sichersten zur Terminvereinbarung. Ein schriftlicher Vorschlag setzt zumindest den Patienten in Zugzwang, den Termin, falls er nicht passt, abzusagen oder zu ändern.

    Terminvergabe am Monatsanfang

Prophylaxeshop

Patienten, die in der Mundhygieneberatung spezielle Hilfsmittel wie Interdentalbürsten empfohlen bekommen und ausprobiert haben, sind in der Regel dankbar, wenn sie diese auch gleich unkompliziert erwerben können. Dies ist natürlich in der Apotheke nebenan oder eben gleich in der Praxis möglich. Ein im Eingangsbereich der Praxis platzierter Vitrinenschrank weist dezent auf dieses Angebot hin, kann auf Neurungen aufmerksam machen und macht vor allem deutlich: »Dies ist eine Prophylaxe(orientierte) Praxis!«

Angebot in der Praxis

Bei vielen Herstellern gelten für Praxen reduzierte Einkaufspreise; offensichtlich versprechen sie sich einen Image- und Werbevorteil

Servicegedanke

gegenüber dem Verkauf in Geschäften und Apotheken. Diesen Kostenvorteil im Endpreis weiterzugeben und die Patienten bequem und preisgünstig mit dem Nötigen zu versorgen, ist ein echter Servicegedanke (was die Patienten übrigens ruhig wissen dürfen). Aber auch nicht mehr!

Keine Gewinnchancen

Die gelegentlich in Aussicht gestellten Gewinnchancen halten einer kritischen Überprüfung nicht stand. Der Aufwand ist nicht unbeträchtlich: Aus steuerlichen Gründen ist eine von der Praxis getrennte Kassen- und Buchführung erforderlich (sonst besteht die Gefahr, dass die Gewerbesteuerpflicht auf sämtliche Praxiseinnahmen »abfärbt«!), hinzu kommt der Arbeitsaufwand für Überwachung der Warenbestände, Nachbestellung und Auffüllen des Shops.

Nebenkosten berücksichtigen

Daher sollte die Preisgestaltung zwar attraktiv bleiben, aber diese Nebenkosten berücksichtigen. Im Übrigen sollte das Sortiment auf die in der Praxis regelmäßig empfohlenen Produkte begrenzt werden.

Hochpreisige Produkte eher meiden

Vorsicht bei hochpreisigen Produkten wie Elektrozahnbürsten, sog. »Mundhygienecentern« u.Ä.! Zwar sind sie als »Sonderpreis« speziell für den Wiederverkauf in Zahnarztpraxen vom Hersteller zu bekommen, sind damit u.U. aber immer noch teurer als in Elektromärkten. Da die Kunden gerade bei höherpreisigen Artikeln eher zum Preisvergleich neigen, werden solche Geräte schnell zum – kostspieligen – Ladenhüter. Nach Einführung einer neuen Produktgeneration sind sie praktisch unverkäuflich und müssen zur Schadensbegrenzung unter dem Einkaufspreis wieder verschleudert werden. Im Fall von Reklamationen und Mängeln hat man überdies noch Ärger und zusätzlichen Arbeitsaufwand.

In Stufen zum Erfolg

Um eine erfolgreiche Prophylaxepraxis zu werden, müssen gleichzeitig 2 Bereiche entwickelt werden:

- Im Patientenstamm muss ausreichendes Interesse und dadurch ausreichende Nachfrage nach bzw. Akzeptanz von Prophylaxeleistungen erreicht werden.

- Das Team muss eine ausreichende Kompetenz in der Prophylaxebetreuung erreichen. Dabei geht es nicht nur um fachliches Wissen und Können, sondern um Ansprache, Patientenführung, Beratungsqualität, Abstimmung zwischen z.B. Chef und Prophylaxeassistentin, reibungslose Organisation und Terminplanung.

Entwicklung von …

Patientenstamm

… und Team

Patienten

Unter den Patienten wird es immer skeptischere und solche geben, die offen und dankbar für sinnvolle Vorschläge sind. Man kann davon ausgehen, dass Sympathie in der Regel auf Gegenseitigkeit beruht. Daher ist es eine gute Faustregel, ein erweitertes Prophylaxeangebot zunächst im Kreis der »Sympathiepatienten« – natürlich indikationsabhängig – anzubieten. Wirklich nette Patienten sind u.U. auch bereit, ein neues Verfahren bei sich ausprobieren zu lassen oder sich für eine Unterweisung eines neuen Mitarbeiters zur Verfügung zu stellen. Sympathiepatienten sollten daher durchaus besondere Zuwendung erfahren. Dazu gehören kleine Aufmerksamkeiten wie ein feuchtwarmes Tuch, das man ihnen nach der PZR reicht, damit sie es sich zur Entspannung auf das Gesicht legen können, das Lesematerial, der kleine Plausch oder die Tasse Kaffee, um Wartezeit zu überbrücken. Hierbei geht es nicht um Hofieren (das unecht und sogar abstoßend wirken könnte) und auch nicht um Bevorzugung gegenüber anderen Patienten (was diese verärgern würde), sondern darum, das Gefühl zu verstärken, angenommen und gut aufgehoben zu sein und sich wohl zu fühlen.

Sympathiepatienten zuerst

Mehr als ein gelungener Internetauftritt sind es die zufriedenen Patienten, die als Multiplikator eines positiven Praxisimages und als Werbeträger für die Praxis fungieren.

Skeptischere Patienten im 2. Schritt

Erst der Erfolg und die Sicherheit, dass das Prophylaxeangebot bereits von ausreichend vielen Patenten angenommen und gewürdigt wird, gibt die Sicherheit, auch die vielen bedürftigen, aber skeptischeren Patienten aktiv und engagiert zur Inanspruchnahme zu motivieren.

Team

Prophylaxebetreuung beinhaltet Leistungen mit sehr unterschiedlichem Anforderungsniveau für die ausführenden Teammitglieder:

Anforderungsniveau

- Bei den fachlich-handwerklichen Leistungen sind supragingivale Belagsentfernung und Fluoridierung bei Kindern schneller erlernbar als die Fissurenversiegelung oder die professionelle Zahnreinigung beim PAR-Patienten.

- Bei den Beratungsleistungen gibt es solche, die dadurch leichter erlernbar sind, weil sie weitgehend standardisiert erbringbar sind (wie z.B. die Patientenaufklärung über Kariesrisiken und geeignete Maßnahmen beim Kleinkind), und solche, die anspruchsvolle pädagogische und motivationale Aufgaben darstellen, weil sie individuell auf Vorwissen, Einstellungen und orale Situation des einzelnen Patienten abgestimmt werden müssen. Hierzu zählen die Patientenansprache und eine Mundhygieneberatung bei Erwachsenen (Kap. 3).

Kompetenz einkaufen

Nur auf den ersten Blick erscheint es leichter, sich mit einer ausgebildeten Prophylaxefachkraft Kompetenz einzukaufen und ihr als Einzelperson diesen Bereich zu überlassen. Es dürfte die Patienten schon wundern, wenn alle anderen Mitarbeiter Fragen zu diesem Thema nicht kompetent beantworten können und an die Expertin oder die Behandler verweisen müssen. Weiterhin besteht die Gefahr, dass die Spezialhelferin einen Fremdkörper im Team darstellt.

In Stufen zum Erfolg

> Damit alle Mitarbeiter Prophylaxe als ihre eigene Sache betrachten und so Prophylaxe programmatisch für die gesamte Praxis wird, ist es unabdingbar, auch alle Mitarbeiter bis zu einem gewissen Grad in diesem Bereich zu schulen.

In Abb. 26 wurde versucht, einzelne präventive Aufgaben nach ihrem Schwierigkeitsgrad zu gewichten. Die Steigerung von einer Aufgabe zur nächsten ist sowohl als Ausbaustufe für das Prophylaxeangebot der gesamten Praxis sinnvoll als auch bei der Einarbeitung einzelner Helferinnen. Dabei werden nicht alle Mitarbeiter die letzen Stufen erreichen können.

Steigerung von Aufgabe zu Aufgabe

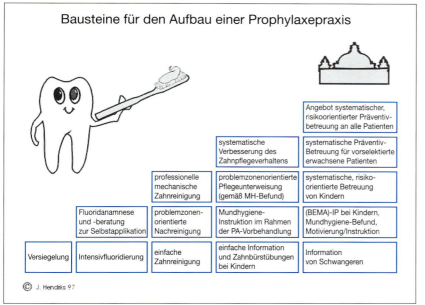

Abb. 26
Bausteine mit unterschiedlichem Anforderungsniveau

3
Prävention als Motivationskonzept

Ausreichende Motivation ist Grundvoraussetzung

Voraussetzung für Prävention ist eine ausreichende Motivation und Bereitschaft des Patienten. Egal, ob er mit professioneller Zahnreinigung Gesundheit »einkauft« oder er lieber durch Mundhygieneberatung die Kompetenz zur perfekten Eigenfürsorge erwerben will: Zahngesundheit muss für ihn ein bedrohtes, aber erstrebenswertes Gut sein – und Prävention das Mittel zum Gesundheitserhalt, auf dessen Wirksamkeit er vertraut.

> Prophylaxe lebt davon, die Motivationslage der Patienten nicht als gegeben hinzunehmen, sondern durch geschickte Patientenansprache und Aufklärung positiv zu beeinflussen.

Natürlich lässt sich längst nicht jeder Patient motivieren. Es gibt einfach zu viele Menschen, die so schwerwiegende andere Probleme (Arbeitslosigkeit, Krankheit, fehlender Glaube an die eigene Kraft und Möglichkeit zur eigenständigen Lebensgestaltung) haben, dass Zahngesundheit für sie keine Priorität besitzt. Die Präventionsarbeit der Prophylaxehelferin kann aber nur fruchtbar sein, wenn die ihr zugewiesenen Patienten vom »Chef« entsprechend ausgewählt und vorbereitet wurden.

Motivierbarkeit in Zahlen

Während der »Durchschnittszahnarzt« glaubt, 4 von 5 Patienten seien nicht für die Prophylaxe aufgeschlossen, schätzen kommunikativ erfolgreiche Prophylaktiker ein Drittel der Patienten als leicht motivierbar und nur ein letztes Drittel als gar nicht motivierbar ein. Eine Untersuchung in der eigenen Praxis über 6 Jahre zeigte, dass sich tatsächlich zwei Drittel aller Neupatienten zumindest für das – kostenpflichtige – prophylaktische Einstiegsangebot eines Mundhygienekurses gewinnen ließen. Damit konnte der Anteil an Patienten mit wirksamer Eigenfürsorge von 10% auf 25% gesteigert werden. Drei Viertel aller Patienten hätten somit eine präventive *Dauer*betreuung (Recall) nötig gehabt. Diese nahm nur ein Drittel in ausreichendem Umfang wahr.

Motivation aus Patientensicht

Wie gelingt es, neben dem sowieso interessierten Drittel der Patienten auch das zweite Drittel zu erreichen, dass überzeugt werden will? Unverbindliche Angebote, die im Wartezimmer aushängen/ausliegen (»Setzen sie auf Prophylaxe«), oder die die Helferin bei der Zahnsteinentfernung nebenbei fallen lässt, sind da sicher nicht ausreichend. Einfache Appelle (an die Eitelkeit oder auch die Vernunft) haben nur im Ausnahmefall dauerhafte Wirkung.

Prophylaktische Betreuungsansätze kranken häufig daran, dass sie vom Ansatz her »arztzentriert« sind. Das heißt: Der Behandler erkennt beim Patienten ein Problem (z.B. ein erhöhtes plaquebedingtes Erkrankungsrisiko), er weiß, dass und wie es lösbar ist und erwartet – nach kurzer Darstellung der Zusammenhänge – vom Patienten, dass er seinem professionellen Rat (z.B. zu einer Mundhygieneinstruktion oder professionellen Reinigung) folgt. Tut der Patient dies nicht, wird er als nicht motivierbar eingestuft und weiterer Zahnverfall somit als selbstverschuldet angesehen.

Arztzentrierte Prophylaxe

Die moderne Präventivmedizin favorisiert hingegen eine »patientenzentrierte« Beratung: Erfolgreiche Prophylaxe beginnt damit, den Patienten (gedanklich-argumentativ) dort abzuholen, wo er gerade steht. Seine Vorkenntnisse können dabei primär sehr gering ausgeprägt sein. Die Zähne müssen mit ihren nützlichen und positiven Aspekten ggf. überhaupt erst in das Bewusstsein des Patienten gerückt werden. Die Erwartung, einen solchen Patienten innerhalb des Erstkontakts für Prophylaxe begeistern zu können, wäre unrealistisch.

Patientenzentrierte Beratung

Wertschätzung der eigenen Zähne

Um seine Zähne in das Bewusstsein des Patienten zu rücken, eignet sich oft eine sukzessive, behandlungsbegleitende Informationsvermittlung über Sinn, Schönheit und Funktion der Zähne und ebenso über die sichtbaren Erfolge zahnärztlichen Tuns, aber auch erster Eigenbemühungen des Patienten:

Informationsvermittlung

- Ein bestehendes negatives Erscheinungsbild (desolate Frontzahnsituation) muss hierfür ggf. zunächst korrigiert werden; negative Vorerfahrungen (z.B. Angst, Schmerz), die möglicherweise zur Verdrängung von Zahnproblemen geführt haben, durch neue, weniger unangenehme Behandlungserlebnisse reduziert werden.

- Der Patient ist insbesondere dazu anzuhalten, seine Zähne (im Spiegel) bewusst zu betrachten.

- Nicht zuletzt wird die spürbare Begeisterung/Engagiertheit des Behandlers für die Zähne den Patienten zu einer erhöhten Wertschätzung derselben animieren.

Grundlage für jegliche weitere Motivation

Solange es nicht gelingt, eine grundlegende Wertschätzung für die eigenen Zähne zu erreichen, fehlt die Grundlage für jegliche weitere Motivation. Für solche Patienten lässt sich zunächst nur wenig über Schmerzbehandlungen und einfachste Rehabilitation hinaus tun.

Problembewusstsein

Befunde und Zusammenhänge

Bei den meisten Patienten ist eine grundlegende Wertschätzung der eigenen Zähne jedoch vorhanden. Oft ist ihnen aber gar nicht bewusst, dass sie ein Problem haben (»Tut ja nichts weh …«). Dies muss ihnen dann durch individuelle Darstellung ihrer Befunde und der einfachsten ätiologischen Zusammenhänge bewusst gemacht werden.

Konsequenzen aufzeigen

Damit der Patient sich durch die Mitteilung ausreichend betroffen fühlt, muss er nicht nur den Befund/die Diagnose, sondern auch die sich daraus für ihn persönlich ergebenden langfristigen Konsequenzen (Risiken) verstanden haben. Und die aufgezeigten Konsequenzen müssen solche sein, die er unbedingt verhindern möchte: Zahnverlust oder Karies an sich wird nicht von jedem Patienten als drängendes Problem erlebt; ästhetische Einschränkungen, Mundgeruch, kostenaufwendige Behandlungen oder wiederkehrende Schmerzen können u.U. weit stärkere Motive darstellen. Günstig ist es, wenn das Hauptanliegen des Patienten, mit dem er in die Praxis gekommen ist, aufgegriffen und motivational genutzt werden kann (Tab. 19).

Danach gilt es aufzuzeigen, dass das Problem (z.B. durch präventives Handeln) lösbar ist – und zwar nicht nur theoretisch, sondern auch in seinem konkreten Fall! Das heißt, es muss nicht nur erprobte Behandlungsverfahren geben; er muss diese auch als ertragbar (Parodontologie), bezahlbar (Zahnersatz, professionelle Zahnreinigung) bzw. von ihm selber durchführbar (Mundhygieneverbesserungen) einschätzen. Hiernach muss man ihn ggf. konkret fragen: »Wollen Sie das konsequent versuchen?«

Lösbarkeit des Problems darstellen

Anliegen/Erwartungen/Motive der Patienten	Argumentationsansätze zur Motivierung für die Prophylaxe
Wunsch nach umfassender Sanierung	Parodontalsanierung/-prophylaxe als Voraussetzung für Qualität und Langzeiterhalt
Bedürfnis der Schmerzbeseitigung	zukünftige Schmerzvermeidung durch Vorbeugung (Perspektiven aufzeigen)
Beheben ästhetischer Beeinträchtigungen	Schönheit durch saubere Zähne und gesundes Zahnfleisch
Klug/erfolgreich sein wollen	Zahngesundheit als Statussymbol; wer gesund sein will, der kann es auch
Unnötige Ausgaben scheuen	mit Vorbeugung lässt sich teurer Zahnersatz sparen
Mundgeruch	frischer Atem als Voraussetzung für sicheres Auftreten und soziale Anerkennung
Empfindliche Zahnhälse	Zusammenhang mit Qualität der Mundhygiene
Wunsch nach Kontrolle	übliche Kontrollen auf »Löcher« = »überwachte Vernachlässigung«; Betreuungsziel moderner Zahnheilkunde ist dagegen die Verhinderung von Erkrankungen

Tab. 19
Patientenerwartungen und Argumentationsansätze zur Motivierung

Konkrete Therapieangebote

Erst nun, wenn prinzipielle Einsicht und Handlungsbereitschaft vorhanden sind, ist der Punkt gekommen, dem Patienten konkrete Therapieangebote zu unterbreiten und dabei auch die jeweiligen Kosten zu nennen. Bei der nun folgenden Entscheidungsfindung sollte man den Patienten, soweit er dies wünscht, begleiten. Entscheidungen sind um so tragfähiger, je besser folgende Aspekte Beachtung finden:

Angebote und Kosten

Alternativen offen lassen
- Der Patient darf sich nie »an die Wand« argumentiert fühlen. Das heißt, ihm muss immer eine Alternativentscheidung offen gelassen werden – und sei es die, eine Erkrankung nicht behandeln zu lassen.

Gefühlsmäßige Zweifel zulassen
- Der »Bauch« hat oft gewichtigere Argumente als der »Kopf«. Gefühlsmäßige Zweifel, die rationalen Argumenten entgegenstehen, dürfen nicht beiseite geschoben oder übergangen werden. Der Patient muss vielmehr ermuntert werden, diese zu äußern.

Vorsicht mit Ratschlägen
- Einen Rat soll man nur dem geben, der ihn auch wünscht. Denn jeder Rat bedeutet ein Vorwegnehmen einer Entscheidung und damit eine Beschneidung der Entscheidungsfreiheit. Besser ist das Aufzeigen von Konsequenzen durch Wenn-dann-Sätze.

Positives Denken
- Positives Denken beflügelt die Entscheidung. Keine negativen Äußerungen (z.B. Hinweis auf bestehende Risiken) ohne positive Ausblicke (Möglichkeiten zur Abhilfe). Entscheidenden Einfluss hat das eigene Vorbild: Der Patient sollte spüren, dass seine Gebissgesundheit dem Beratenden am Herzen liegt, dass dieser von der Machbarkeit und dem Erfolg der vorgeschlagenen Maßnahmen überzeugt ist und dass Gesundheit und Lebensfreude sich nicht ausschließen (»Wellness-Konzept«).

Voraussetzungen dauerhafter Eigenleistungen

Ein Entschluss des Patienten zu erhöhter präventiver Eigenleistung ist fachlich erstrebenswert, im Rahmen einer systematischen Parodontalbehandlung sogar unverzichtbar. Er setzt allerdings 2 Faktoren voraus, die manchmal Persönlichkeitseigenschaften des Patienten darstellen und schwer zu verändern sind:

- Grundlegende Zukunftsorientiertheit: Nicht alle Menschen haben gelernt, für ihre Zukunft zu planen oder gar um zukünftiger Ziele willen Belastungen in der Gegenwart auf sich zu nehmen. Sie leben eher »in den Tag hinein«.

    Zukunftsorientiertheit

- Ausreichendes Vertrauen in die eigenen Fähigkeiten (»Selbstwirksamkeitserwartung«). Während ein Kind aus einer Freiberuflerfamilie mit dem selbstverständlichen Glauben aufwächst, dass es durch eigenes Handeln auch etwas bewirken kann, können ungünstige soziale Umgebungsfaktoren ein anderes Kind mit der Erfahrung groß werden lassen, dass Eigeninitiative (in Elternhaus, Schule und Beruf) nicht gefragt sind (»Tu, was man Dir sagt!«). Der Anteil »hoffnungslos« fremdkontrollierter Patienten liegt bei maximal 15% der Bevölkerung. Ebenso wenige gelten als völlig selbstständig. Im großen Mittelfeld bestehen bei geeignetem motivationalem Vorgehen (Erfolgserlebnisse herbeiführen und positiv rückmelden; Bestärken) gute Aussichten, Selbstvertrauen und Eigenverantwortlichkeit erfolgreich zu stärken.

    Selbstwirksamkeitserwartung

> Ist auch nur eine dieser Voraussetzungen zu schwach ausgeprägt, ist es unwahrscheinlich, dass der Patient eine optimierte Eigenfürsorge dauerhaft beibehält. Diesen Patienten kann besser durch das primäre Angebot professioneller Prophylaxebetreuung geholfen werden. Das gesteigerte Zahnbewusstsein führt immerhin zu regelmäßigerer Inanspruchnahme zahnärztlicher Betreuung.

Lernphase

Entscheidet sich der Patient für die Mundhygieneberatung, ist es wichtig, in möglichst kurzer Zeit möglichst deutliche Erfolge zu erzielen:

Motivation durch schnelle Erfolge

- Erstens ist der schnell sichtbare Erfolg ein wichtiger Motivationsfaktor zum Weitermachen.
- Zweitens verspricht ein schneller Rückgang der Gingivitis (als Voraussetzung für jede hochwertige restaurative Therapie) einen baldigen Beginn der Sanierungsphase und damit oft erst der Erfüllung des eigentlichen Patientenanliegens.

Keine Überforderung

Andererseits müssen die Lernschritte so klein bleiben, dass sie den Patienten nicht überfordern. Erfolgsvoraussetzungen auf Patientenseite sind ausreichendes praktisches Verständnis und manuelles Geschick.

Selbsteinschätzung des Patienten

Gelernt ist noch nicht beibehalten! Bei Prophylaxeprogrammen, die bei der Instruktion enden, liegen die Mundhygienewerte innerhalb von 6 Monaten nahezu wieder bei den Ausgangswerten! Ist dies beim nächsten Kontroll- oder Recall-Termin erkennbar, ist es wichtig, die Selbsteinschätzung des Patienten zu erfragen (diese gilt als eine der zuverlässigsten Vorhersagewerte für zukünftiges Verhalten!) und zum Befund in Beziehung zu setzen: Schätzt er selbst den Erfolg seiner Bemühungen realistisch ein? Empfand er die durchgeführte Pflege bereits als Belastung? Traut er sich zu, diese in Zukunft schrittweise zu verbessern? Ist ihm die möglichst weitgehende Unabhängigkeit von professioneller Fürsorge wichtig? Oder wünscht er eher eine engmaschigere PZR-Betreuung?

> **!** Nur ein kleiner Teil der Patienten (ca. 10–15%) bringt die Voraussetzungen für dauerhaft gute Mundhygiene bereits mit, nämlich:
>
> - die Aufmerksamkeit und Fähigkeit, den Erfolg der eigenen Mundhygiene kritisch zu beurteilen (Tab. 20) und
>
> - die Fähigkeit, sich (bei Nachlässigkeit/festgestellten Pflegedefiziten) selbst zu motivieren.

Patienten als Mit-Therapeuten

Patienten können z.B. anhand der Kriterien »Blutungsfreiheit« und »Geruchsfreiheit« erkennen, wenn sie Zwischenraumpflege zu selten angewendet haben und die zur Parodontitisprophylaxe notwendige Frequenz der Zwischenraumpflege selbst festlegen. Sie werden so zum Mit-Therapeuten.

- Blutungskontrolle mit Zwischenraumpflegemitteln
- Geruchskontrolle bei Zahnseiden- und Interdentalbürstenanwendung
- Sichtkontrolle auf
  - Kreideflecken/Verfärbungen
  - Schwellung/Rötung
  - Schleimhautveränderungen
  - korrekte Zahnbürstenposition
- taktile Kontrolle
  - der Oberflächenglätte der Zähne
  - der korrekten Zahnbürstenposition
  - Plaquerevelation mit Färbetabletten

Tab. 20
Möglichkeiten des aufgeklärten Patienten zur Eigenkontrolle

Nun braucht der Patient noch Anleitungen, mit welchen verhaltensformenden »Tricks« er seiner vorhersehbaren – zeitweisen – Nachlässigkeit begegnen kann (Tab. 21) – und er wird auch eine gewisse Fähigkeit zur Selbstmotivierung entwickeln, der Recall-Abstand kann u.U. größer gewählt werden. Das Recall bleibt aber für die meisten Patienten ein notwendiges Sicherungsnetz.

Tricks gegen Nachlässigkeit

- Selbsterinnerung an Zahnpflege durch Merkzeichen an exponierter Stelle
- Koppelung der Zahnpflege an gewohnte/beliebte Verhaltensweisen
- bewusstes Registrieren der positiven Empfindungen bei/nach der Zahnpflege
- Formulierung konkreter und realistischer Ziele
- Festlegung kleiner Belohnungen für erreichte Ziele

Tab. 21
Methoden zur Verhaltensformung und Selbstmotivierung

Patientenansprache und -auswahl

Die bisherigen Ausführungen sollten dazu dienen, sich besser in die Patienten hineinversetzen zu können. Im Folgenden soll nun die Ansprache, Entscheidungsfindung und Durchführung der Präventivbetreuung aus zahnärztlicher Sicht dargestellt werden.

Kontaktaufnahme

Zur Kontaktaufnahme wird der Patient mit seinem Namen begrüßt. Gleichzeitig stellt man auch sich selbst namentlich vor. Es sollte eine gleichberechtigte Gesprächsposition (beide sitzen bequem auf gleicher Augenhöhe) eingenommen werden.

Gleichberechtigte Position

Anamnese

Nach der Frage nach dem Hauptanliegen des Patienten bietet es sich an, einen ersten Einblick in die Einstellungen und Erwartungen des Patienten zu gewinnen: Wie ist seine Einstellung zu Zähnen und (vorbehandelndem) Zahnarzt? Wie zufrieden/unzufrieden ist er mit seiner jetzigen Mundsituation? Hat er Zahnfleischbluten und nimmt er dies als Problem wahr? Solche Fragen lassen sich nicht gut direkt stellen. Daher haben sich Anamnesebögen bewährt, die neben der üblichen Abklärung allgemeinmedizinischer Risiken auch einige präventive Fragen beinhalten (Abb. 27). Gute Einblicke in die Einstellungen und Erwartungen des Patienten können auch offene Fragen vermitteln wie z.B.: »Was erwarten Sie von meiner Behandlung?« oder: »Wie wichtig sind Ihnen eigene Zähne?«

Einstellungen und Erwartungen

Patientenansprache und -auswahl

Anmeldeformular

Personalien:

Patient (Name, Vorname) _____ geb. _____

Versicherter (Name, Vorname) _____ geb. _____

Anschrift: Straße/Nr. _____

Wohnort _____ Tel.-Nr. _____

Krankenkasse _____

Hausarzt/andere Ärzte, bei denen Sie in ständiger Behandlung sind
_____

Beruf* _____ Arbeitgeber* _____

Anschrift Arbeitgeber* _____ Tel.-Nr.* _____
* freiwillige Angaben

Gesundheitsfragebogen:

Der Fragebogen besteht aus zwei Teilen. Die Fragen 1 bis 19 dienen der Risikoabklärung. Zu Ihrer eigenen Sicherheit müssen Sie sie gewissenhaft beantworten. Ihre Angaben unterliegen selbstverständlich der ärztlichen Schweigepflicht und dem Datenschutz! Sollten beim Ausfüllen Unklarheiten bestehen, fragen Sie unsere Helferinnen.

Ja / Nein

1. Leiden Sie an **Herz-, Kreislauf-** oder **Gefäßerkrankungen?** ○ ○

2. Haben Sie manchmal **Atemnot** oder **Brustschmerzen?** ○ ○

3. Müssen Sie oft **husten?** ○ ○
   Husten Sie manchmal auch Blut oder Schleim? ○ ○

4. Leiden Sie an **Asthma?** ○ ○

5. Haben Sie **Bluterkrankungen** ○ ○
   oder **abnorme Blutungsneigungen** (z. B. nach Verletzungen)? ○ ○

6. Ist bei Ihnen ein **erhöhter Flüssigkeitsbedarf** auffällig? ○ ○

7. Leiden Sie an **Diabetes?** ○ ○

8. Leiden Sie an **grünem Star** (Glaukom)? ○ ○

9. Haben Sie ein **Prostataleiden?** ○ ○

10. Haben Sie ein **Schilddrüsenleiden?** ○ ○

11. Nehmen Sie regelmäßig **Medikamente** ein? ○ ○
    Wenn ja, welche? _____

Ja / Nein

12. Reagieren Sie überempfindlich auf irgendwelche Substanzen/Arzneien .... ○ ○
    – oder haben Sie **Allergien?** .... ○ ○
    Wenn ja, wogegen? _____

13. Hatten/haben* Sie ein **Leberleiden** (Gelbsucht/Hepatitis)? ○ ○
    (*Zutreffendes bitte unterstreichen)

14. Hatten/haben* Sie **Tuberkulose** (Tbc)?................ ○ ○
    (*Zutreffendes bitte unterstreichen)

15. Leiden Sie an **AIDS** .... ○ ○
    oder sind Sie **HIV**+? .... ○ ○

16. Waren Sie in letzter Zeit in ärztlicher Behandlung .... ○ ○
    – oder hat sich Ihr **Gesundheitszustand** irgendwie verschlechtert? .... ○ ○

17. Sind jemals **Probleme bei ärztlichen Behandlungen** aufgetreten? .... ○ ○
    Wenn ja, welche? _____

18. Sind Sie **schwanger?** .... ○ weiß nicht ○ ○
    (teilen Sie uns bitte jede Schwangerschaft mit)

19. Haben Sie **Angst vor der Zahnbehandlung** .... ○ ○
    – oder gibt es Erlebnisse mit zahnärztlicher Behandlung, über die Sie mit uns sprechen möchten? .... ○ ○

Den folgenden Teil brauchen Sie nur dann ausfüllen, wenn Sie Interesse an umfassender und systematischer Behandlung bestehender Gebiss-Schäden sowie an der konsequenten Verhinderung weiterer Zahnerkrankungen haben.

20. Haben Sie manchmal Zahnfleischbluten? .... ○ ○

21. Halten Sie es für nützlich, dass wir Sie über neue Erkenntnisse im Bereich der **Zahnpflege** informieren? .... ○ ○

22. Würden Sie sich leicht mit einer herausnehmbaren Prothese abfinden? .... ○ weiß nicht ○ ○

23. Leiden Sie oft an **Kopfschmerzen** ○ ○
    oder **Verspannungen** im Gesichts-/Nackenbereich? .. ○ ○

24. Würden Sie sich als nervös oder stressanfällig bezeichnen? .... ○ ○

25. Haben Sie Schluckbeschwerden?......................... ○ ○

26. Leiden Sie an **Rheuma** oder anderen Knochen- bzw. Gelenkproblemen? .... ○ ○

27. Existieren Zahn-/Kiefer-Röntgenbilder jüngeren Datums? .... ○ ○

Zahnmedizinische Aspekte, über die Sie gerne aufgeklärt/beraten werden möchten:
_____
_____

Datum/Unterschrift _____

SPITTA VERLAG · 72334 Balingen · Telefon (0 74 33) 9 52-0   Art.-Nr. 020 111

Abb. 27
Anamnesebogen

Diagnostik und vorläufige Behandlungsplanung

Umfang der Diagnostik

Die Befundung sollte neben dem Schleimhaut- und Zahnbefund und der Kariesdiagnostik obligatorisch eine orientierende Taschentiefenmessung (mesial und distal) sowie eine qualitative Beurteilung des Mundpflegeniveaus einschließen. Damit kann der Behandler aufgrund psychologisch-anamnestischer und klinischer Eindrücke eine erste Risikoeinschätzung treffen und in seinem Kopf einen vorläufigen Behandlungsplan entwerfen.

Befundrückmeldung, Aufklärung über Erkrankungsursachen, -folgen und Therapiemöglichkeiten

Befundrückmeldung

Um den Patienten zu einer (Mit-)Entscheidung für eine individuell adäquate Therapie zu befähigen, muss er zunächst seine derzeitige orale Situation korrekt einschätzen. Der erste Schritt hierzu besteht in einer verständlichen Befundrückmeldung. Sie beginnt bereits mit kurzen Erläuterungen während der Befundaufnahme: »Jetzt kommt noch eine Parodontitis-Vorsorgeuntersuchung, bei der ich vorsichtig in die Rille zwischen Zahn und Zahnfleisch taste; keine Angst, das drückt nur leicht. Die Millimeterangaben sind wie Schulnoten zu bewerten: je höher, um so schlechter der Zahnfleischzustand.« Wichtig ist es, ausgewählte, für das Verständnis der jeweiligen Erkrankung wesentliche Befunde dem Patienten auch zu visualisieren – am besten mit einer digitalen oder Intraoralkamera (S. 147)!

Mögliche Folgen und Therapie

Nachdem er mit eigenen Augen die vorhandenen Erkrankungszeichen in seinem Mund gesehen hat, benötigt er nun Informationen über deren Bedeutung für ihn: also über Erkrankungsursachen und -folgen und die Möglichkeiten der Therapie. Auch diese sollten visualisiert werden; diesmal allerdings sind Schemazeichnungen aussagekräftiger als Lifebilder. Diesen Teil kann durchaus eine weitergebildete ZFA übernehmen.

> **!** Weniger ist mehr! Der Patient sollte gerade nur so viele Detailinformationen über Krankheitsentstehung und -verlauf erhalten, dass er den Therapieansatz und speziell die Bedeutung präventiver Eigenleistungen nachvollziehen kann.

Er benötigt Informationen über Risiken, Aufwand und Erfolgswahrscheinlichkeit der jeweiligen Therapie, aber auch über die Konsequenzen bei Nichtdurchführung. Bezüglich der Prävention hat er die 3 Möglichkeiten: es selbst zu tun, es tun zu lassen – oder es zu lassen. Der Hinweis darauf, dass Prävention nur gelingt, wenn sie konsequent und dauerhaft betrieben wird, sollte unmissverständlich sein.

Risiken, Aufwand und Erfolg der Therapie

Nun erst ist der Zeitpunkt gekommen, auch die jeweiligen Kosten zu nennen. Realistischerweise muss man darauf hinweisen, dass ein Teil der Patienten lebenslang wiederkehrende kostenpflichtige Präventivleistungen benötigt. Allerdings sind Umfang und somit Kosten ganz wesentlich vom Erfolg der Eigenbemühungen abhängig.

Kosten

Bei der bisher vorgestellten Befund- und Therapiedarstellung liegt der kommunikative Hauptpart selbstverständlich beim Behandler. Um so wichtiger ist es, einen reinen Monolog zu vermeiden: Zwischenfragen an den Patienten dienen der Aufmerksamkeitssteigerung, in dem sie sein Mitdenken fördern (»Vielleicht können Sie sich nun schon selbst denken, was man gegen … tun könnte?«) und der Verständnisprüfung (»Ist das soweit für Sie nachvollziehbar?«). Abschließende Fragen wie: »Wäre ein solcher Aufwand zum Erhalt Ihrer Zähne für Sie realistisch?« geben dem Patienten die Möglichkeit, Vorbehalte und Zweifel zu äußern und leiten über zur gemeinsamen Entscheidungsfindung.

Patienten einbeziehen

Gemeinsame Entscheidungsfindung

> Ihr Ziel ist weniger die objektiv erwünschte Therapie, sondern vielmehr eine möglichst bewusste und damit verlässliche Entscheidung des Patienten.

!

Allerdings wird der engagierte Behandler zweifelsfrei zum Ausdruck bringen, welche Therapiealternative er für die beste hält. Dem Patient sollte verdeutlicht werden, dass die Entscheidung für oder gegen Prävention eine prinzipielle Weichenstellung für die Zukunft seiner Zähne bedeutet. Eine so weitreichende Entscheidung sollte er in Ruhe zu Hause treffen. Dazu erhält er eine schriftliche Information inklusive Kostenübersicht zum Thema Vorbeugung.

Entscheidung in Ruhe treffen

Prävention vor Restauration

Wenn der Patient sich für präventive Maßnahmen entschieden hat, wird ihm nahegelegt, damit vor den notwendigen restaurativen Maßnahmen zu starten, denn sämtliche konservierenden und prothetischen Behandlungsabläufe gelingen in Abwesenheit von Zahnfleischbluten und -schwellung sicherer und qualitativ besser. So wird abschließend der argumentative Bogen zurück zum primären Hauptanliegen des Patienten geschlagen: Ihm wird signalisiert: »Wir haben nicht vergessen, weshalb Du gekommen bist! Wirklich gründlich lösen können wir Deine Probleme aber nur über den Umweg der Prävention!«

Ausblick und Delegation

Bevor der Patient entlassen wird, benötigt er noch einen Ausblick auf die nächsten Termine: Er sollte wissen, was gemacht wird (»Wenn Sie sich für die Prophylaxe entscheiden, wird die erste Sitzung ca. eine drei viertel Stunde dauern, in der wir zuerst Ihre Risikobereiche aufspüren und dafür passende Pflegetechniken und -mittel auswählen und Sie dann darauf richtiggehend trainieren.«) und wer dies tun wird (Delegation mit Autorisierung: »Diese Beratung wird eine meiner speziell ausgebildeten Prophylaxeassistentinnen bei Ihnen durchführen.«).

Mundhygieneberatung – aber richtig!

Mundhygiene ist ein Bestandteil der täglichen Körperpflege. Sie unterliegt keiner besonderen Indikation. Demzufolge dient sie dem Laien in erster Linie der Erlangung eines subjektiv empfundenen Gefühls von »Frische« und »Sauberkeit«. Nur selten wird sie als eine präventiv- und kausaltherapeutische Maßnahme zur aktiven Gesundheitsvorsorge verstanden. Eine in diesem Sinne effiziente Mundhygiene setzt fachliches Wissen und manuelles Geschick voraus. Dies zu vermitteln ist Aufgabe der professionellen Mundhygieneunterweisung.

Aufgabe der Mundhygieneberatung

Bereitschaftsabklärung

Erste und wichtigste Voraussetzung für eine erfolgreiche Mundhygieneberatung ist, dass der Patient es wissen will. Der erste Test ist die Unterschrift unter den Kostenvoranschlag!

Der zweite Test ist die Abklärung der »Problem-Eignerschaft«: Wenn nur das Behandlungsteam das Plaque-Problem erkannt hat, dann ergibt sich daraus in der Tat ein anderes: vorhersehbarer Frust, weil engagierte Beratung fruchtlos bleibt! Praktisch bedeutet dies, dass die beratende Fachhelferin am Beginn der Beratungssitzung prüft, ob der Patienten wirklich verstanden hat, worum es geht: »Wissen Sie noch, warum Ihnen Herr/Frau Doktor diese Beratung bei mir empfohlen hat?«

Befunderläuterung, Ergänzung von Basiswissen

Eine solche Frage ist zugleich ein genialer Einstieg in ein effektives Informationsgespräch: Man erfährt etwas über den ungefähren Wissenshorizont und Kenntnisstand des Patienten und kann ihn dort abholen, wo er steht. Das Schlagwort heißt: interaktiv beraten! Kein Monolog, sondern den Patienten durch Fragen einbinden. (»Wissen Sie noch, wie Ihre Taschentiefenwerte im Schnitt waren und was diese

Interaktive Beratung

Werte bedeuten?«). Standardisierte Informations-«Vorträge« sind abzulehnen, weil die Information für den Patienten keinen ausreichend erkennbaren Bezug zu den eigenen Problemen hat!

Eigene Mundsituation zeigen

Diesen Bezug schafft man sehr einfach durch Konfrontation des Patienten mit der eigenen Mundsituation (mittels Spiegel oder Kamera). Ideal ist die Gegenüberstellung kranker und gesunder Strukturen. Das zeigt: An einigen Stellen ist er schon erfolgreich (»Sie sehen, dass Sie die Außenseite des Oberkiefers bereits perfekt gereinigt haben, die Innenseite haben Sie aber nur bis kurz oberhalb des Zahnfleischs sicher im Griff. Am Zahnfleischsaum siedeln die Bakterien fast ungestört und dort ist Ihr Zahnfleisch auch gerötet. Also, nun müssen Sie nur auch innen das erreichen, was Sie außen längst schaffen!«)!

Beratung ggf. abbrechen

Sollte sich herausstellen, dass der Patient trotz nochmaliger Darstellung der Fakten kein ausreichendes Problembewusstsein entwickelt oder seine Motivation unzureichend ist, wäre eine Fortführung der Beratungssitzung sinnlos für den Patienten und demotivierend für die Helferin! In diesem Fall sollte der Behandler dazu geholt werden, der dann mit dem Patienten zusammen ein anderes Vorgehen (keine Prophylaxe oder professionelle Fremdhilfe) festlegen kann.

> Die meisten Patienten erkennen aber den Zusammenhang zwischen Plaqueanlagerung und Erkrankungsrisiko schnell und wollen nun von sich aus wissen, was sie dagegen tun können.

Orientierende Untersuchung im Mund

Aktuelles Hygieneniveau zur Planung

Zunächst verschafft sich die Prophylaxeassistentin selbst einen groben Überblick über das bestehende Hygieneniveau, um den Inhalt der Sitzung genauer planen zu können: Besteht eine insgesamt unsichere Mundhygiene oder sind nur begrenzte Pflegedefizite auszugleichen? Muss eine Zwischenraumpflege neu installiert oder nur optimiert werden? Welche Zielsetzung erscheint für den ersten Termin realistisch? Die Assistentin wird dies »im Hinterkopf« behalten.

Nun sollte auch der Patient selbst herausfinden, wo sich noch Plaque versteckt. In der Regel zeigen sich typische Verteilungsmuster (Abb. 12). Die Erhebung eines Hygieneindex liefert nützliche Vergleichswerte, an dem sich Verbesserungen unbestechlich ablesen und zur Motivierung nutzen lassen. Sie ersetzt aber nicht die räumliche Beschreibung der Problemstellen.

Plaquediagnostik durch Patient

Bestehende Pflegetechniken zeigen lassen und gemeinsam optimieren

Der nächste Schritt besteht darin, herauszufinden, was genau der Patient anders machen muss, um in Zukunft auch seine Plaqueretentionsnischen zu erreichen. Dazu muss er zunächst seine bisherige Putztechnik zeigen. Und zwar nicht am Modell, sondern direkt im Mund! Dies ist erfahrungsgemäß unproblematisch, wenn die Putzbewegungen sachlich kommentiert werden: »Aha, sie machen also kräftige horizontale Schrubbbewegungen – und drücken dabei auch tüchtig, stimmt's? Zeigen Sie mir noch, wie Sie die Innenseiten putzen?« Die beobachteten Putzmuster werden dann zusammengefasst und der besseren Übersicht halber am Kiefermodell dargestellt.

Aktuelle Putztechnik analysieren

Die Gegenüberstellung mit den vorgefundenen Problemzonen führt ganz von alleine zu Änderungsvorschlägen an der Putztechnik: »Sehen Sie, so ungefähr putzen Sie bisher. Und hier wären in Ihrem Mund die Bereiche, wo noch Bakterienbelag vorhanden ist. Haben Sie eine Idee, was Sie anders machen müssten, um dort besser hinzugelangen?« Der Patient wird also angeleitet, durch eigenes Nachdenken zu erkennen, dass z.B. die horizontalen und vertikalen »Rillen«, also Approximalraum und Sulcus, sein Pflegeproblem darstellen. Und ihm wird klar, dass man in diese »Rillen« – und zwar in beide gleichzeitig – umso besser eindringt, je kleiner die Bürstbewegungen sind. Somit muss seine bisherige Technik nicht in Bausch und Bogen verworfen werden, sondern sie wird lediglich modifiziert: »Ihre Rüttelbewegungen sind prinzipiell nicht falsch, Sie müssen sie nur viel, viel kleiner machen: Lassen Sie die Borsten auf der Stelle vibrieren!« Ihm sollte deutlich werden, dass er keine gerade aktuelle »Modetechnik« erlernt, sondern eine spezifische Lösung für seine individuellen Probleme. Auch die Unmöglichkeit, die 5 Flächen eines Molaren ohne zusätzliche Zwi-

Putztechnik optimieren

schenraumpflege belagsfrei zu putzen, lässt sich am Modell unschwer erkennen. Mit der Darstellung solcher prinzipieller Grundprobleme und -techniken ist der Nutzen eines Gebissmodells aber auch erschöpft.

Training der neuen Putztechniken

Das praktische Trainieren geeigneterer Putztechniken erfolgt wieder »life« im Mund des Patienten. Dabei sollten alle Sinneskanäle genutzt werden, um die richtige Bürstenstellung und –anwinkelung beim Patienten zu verankern (Tab. 22). Die Sinneskanäle sind individuell sehr unterschiedlich ausgeprägt: Es gibt Patienten, die ihr Putzen primär visuell kontrollieren und andere, die dies »nach Gefühl« tun und vom Blick in einen Spiegel lediglich verwirrt sind.

> Korrigiert wird immer sachlich, Fortschritte werden durch Lob verstärkt.

In der Regel reicht die Optimierung der Bürsttechnik als erste Aufgabe aus, und die Zwischenraumpflege wird in einer späteren Sitzung trainiert.

Sinneskanal	Beispiel
visuell	»Besonders auf der Zungenseite muss die Bürste immer parallel zur Zahnreihe stehen! Wenn sie schräg steht, erwischen Sie nur die innere Zahnkante und nicht die Innenwand.«
auditiv	»Die Rüttelbewegungen Ihrer Bürste müssen so klein sein, dass Sie kein ‚Schrabben' mehr hören!«
taktil	»Merken Sie, wie stark Sie die Borsten jetzt am Zahnfleisch spüren?«
kinästhetisch	»Wenn Sie die oberen Backenzähne von innen putzen, nehmen Sie den Ellenbogen viel höher! Erst wenn der Zahnbürstenstiel die Schneidezähne berührt, haben Sie die richtige Stellung.« »Lassen Sie Ihre Unterlippe bewusst locker! Sonst kann die Zahnbürste nicht bis zum Zahnfleischsaum gelangen.«

Tab. 22
Verankerung korrekter Pflegetechniken über verschiedene Sinneskanäle

Einplanen der Zahnpflege im Alltag, konkrete Absprachen

Nachdem der Patient nun eine korrekte Technik gelernt hat, gilt es sicherzustellen, dass er diese – und keine andere mehr – auch zuhause anwendet: »Das Bürsten klappt ja schon prima. Trauen Sie sich zu, das zu Hause genauso zu machen?« Er benötigt häufig eine detailliertere Anleitung dazu, die Zahnpflege im Tagesverlauf einzuplanen. Der Einstieg hierzu ist eine ausführliche Mundpflegeanamnese, die in Erfahrung bringt, wann genau er üblicherweise was macht. Sinnvolle Fragen sind z.B.:

Analyse der aktuellen Zahnpflege

- »Wann putzen Sie denn im Tagesverlauf üblicherweise Ihre Zähne? Morgens vor oder nach dem Frühstück? Wann am Tag haben Sie am meisten Zeit zur Zahnpflege?«
- Kennen Sie auch Zahnseide oder etwas anderes zur Zwischenraumpflege? Wie oft führen Sie eine Zwischenraumpflege durch, eher monatlich oder wöchentlich – oder noch öfter?

Ausgehend von den Antworten des Patienten wird die Sinnhaftigkeit der bestehenden Gewohnheiten diskutiert und ggf. Änderungsvorschläge erarbeitet. Diese sollten nie unverbindlich bleiben (»Sie sollten versuchen, öfter zu putzen ...«), sondern müssen immer in konkrete, verbindliche Absprachen einmünden: »Wäre es für Sie realistisch, zunächst für eine Woche jeden Abend nach dem Zähnebürsten die Zahnseide zwischen sämtlichen Backenzähnen anzuwenden? Ja? Gut, dann sollten wir uns nach dieser Woche wiedersehen und gemeinsam festlegen, wie oft Sie auf Dauer die Zahnseide anwenden.« Oder: »Es reicht, wenn Sie einmal täglich – also abends – richtig gründlich putzen. Zwischendurch dürfen Sie bewusst kürzer putzen – aber bitte nie wieder diese Schrubbbewegungen, sonst bleibt die alte Technik immer die gewohnte und die neue die unbequemere!«

Konkrete, verbindliche Absprachen

Als Abschluss des Beratungsteils benötigt der Patient noch einen Ausblick auf die nächsten Termine: »Ich wünsche Ihnen zu Hause viel Erfolg beim Üben! In einer Woche treffen wir uns wieder, bis dahin werden Sie Ihr Zahnfleischbluten bereits deutlich reduziert haben. Sie dürfen jedoch nicht enttäuscht sein, wenn wir dann immer noch Zahnbelag finden. Das ist unvermeidlich, denn wir haben uns bisher nur mit der Zahnsaumpflege beschäftigt. Nächstes Mal suchen wir für Sie

Ausblick auf die nächsten Termine

noch eine geeignete Methode zur Zahnzwischenraumpflege. Damit dürften die Bakterien dann endgültig verloren haben!« (Positiv enden!)

Hygienefähiges Gebiss als Voraussetzung

Der Patient kann mit seinen Eigenbemühungen nur dann Erfolg haben, wenn sein Gebiss auch »hygienefähig« gemacht wurde. Zumindest eine grobe Zahnsteinentfernung und die Beseitigung von anderen Pflegehindernissen wie überstehenden Restaurationsrändern muss als »Starthilfe« Inhalt der ersten Sitzung sein. Abschluss jeder Reinigung ist eine Fluoridierung mit Gel oder Lack, ggf. auch keimhemmende Maßnahmen.

Mundhygienekontrollsitzung

Erfahrungen erfragen

Jede nachfolgende Mundhygieneberatungssitzung läuft nach dem gleichen Prinzip wie die erste. Die Anamnese wird sich aber damit beschäftigen, wie der Patient in der Zwischenzeit zurecht gekommen ist. Sie beginnt mit einer offenen Frage (»Na, wie ging's mit der Zahnpflege?«), und geht dann weiter ins Detail. Sinnvolle Fragen richten sich z.B. danach,

- ob die empfohlene Technik für ihn manuell umsetzbar war,
- ob sich bereits erlebbare Erfolge (weniger Bluten, angenehmerer Geschmack) eingestellt haben, die ihn zugleich motivieren,
- ob die Absprachen bezüglich Umfang, Häufigkeit und Zeitpunkt der Zahnpflege realistisch waren und im Großen und Ganzen eingehalten wurden.

Selbsteinschätzung und Befunde vergleichen

Die so gewonnenen Selbsteinschätzungen des Patienten werden in der nun folgenden orientierenden Untersuchung mit den objektiven Befunden verglichen. Sollten hier eklatante Abweichungen bestehen, ist die Motivation des Patienten zu hinterfragen, was in eine ausführliche Remotivierung oder auch in den Abbruch der Beratung oder einen Wechsel des Betreuungsansatzes hin zu professioneller Fremdfürsorge einmünden kann.

Optimieren der Fertigkeiten

Beim weiteren Optimieren seiner Fertigkeiten müssen die individuellen Grenzen erkannt und beachtet werden: Fällt einem Patienten z.B. die Ausführung der Vibrationsbewegungen schwer oder rutscht er dabei immer wieder vom »Zielgebiet« ab, sollten elektrische Zahnbürsten zum Einsatz kommen, die ihm die Bürstbewegung selbst ja abnehmen, sodass er sich ganz auf das Treffen der Problemzonen konzentrieren kann.

Ein Beharren auf professionellen Standards (wie: 3 × täglich Zähneputzen, 3 Minuten Mindestputzzeit, täglich Fädeln) wäre bei vielen Patienten schlicht kontraproduktiv. Andererseits benötigt der »mündige« Patient eine unbeschönigte Rückmeldung über die etwaige Diskrepanz zwischen seinem Ist-Zustand und dem angestrebten Endziel, nämlich einer Mundhygiene, die Karies und Parodontitis ausreichend sicher verhindert. Diese Diskrepanz kann nur aufgefangen werden, indem man ein Recall mit professionellen Zahnreinigungen in ausreichender Häufigkeit vereinbart.

Unbeschönigte Rückmeldung

Qualitätssicherung in der Prävention

Da Prävention nur gemeinsam mit dem Patienten realisierbar ist, bestimmt sich der Erfolg nicht alleine durch die Wirksamkeit der eingesetzten Maßnahmen, sondern ebenso durch deren Akzeptanz: Eine Maßnahme, zwar von hoher Effektivität, aber dem Patienten so unangenehm, dass er sie nicht oder zu selten durchführt, ist unter dem Strich uneffizient.

Ergebnisqualität
Die wichtigsten Methoden zur Überprüfung der Wirksamkeit präventiver Betreuung und damit der *Ergebnis*qualität wurden im Kapitel »Präventive Diagnostik« bereits dargestellt: Es handelt sich um die Verlaufskontrolle durch wiederkehrende Risikobestimmung, z.B. durch Bestimmung des Karieszuwachses oder der Zunahme von Taschentiefen/des PSI.

Patientenbefragung
Zur Akzeptanz präventiver Angebote wurde im Rahmen einer eigenen Studie eine Patientenbefragung durchgeführt. Befragungen eignen sich natürlich auch als Maßnahme zur Qualitätssicherung. Daher seien die hierfür geeigneten Fragen aufgeführt. Zum Vergleich sind auch die zugehörigen Ergebnisse unserer Studie dargestellt.

Qualitätssicherung in der Prävention

Mundhygieneberatung				Dr. Martin Mustermann Arzt für Zahnheilkunde Musterstraße 30 74635 Musterstadt
1) Wie ist Ihre Einschätzung zur Mundhygieneberatung?				
Die Mundhygieneberatung hat mir geholfen.	trifft voll zu ○ ○	trifft gar nicht zu ○ ○ ○		**1,76**
Die Mundhygieneberatung hat mir wenig geholfen, ich hatte bereits vorher eine gute Zahnpflege.	trifft voll zu ○ ○	trifft gar nicht zu ○ ○ ○		**4,45**
Die Mundhygieneberatung hat mir wenig geholfen, ich kann meine Zähne noch immer nicht richtig pflegen.	trifft voll zu ○ ○	trifft gar nicht zu ○ ○ ○		**4,66**
Die Mundhygieneberatung war ihr Geld wert und ich würde sie weiterempfehlen.	trifft voll zu ○ ○	trifft gar nicht zu ○ ○ ○		**2,24**
2) Die Mundhygieneberatung empfand ich als:				
○ lästig				**1%**
○ schwierig				**4%**
○ lehrreich				**46%**
○ interessant/motivierend				**49%**
3) Haben Sie die neuen Zahnpflegetechniken beibehalten?				
○ Ich habe die neu erlernten Techniken beibehalten.				**61%**
○ Ich benutze alte und neue Techniken nebeneinander.				**29%**
○ Weitgehend benutze ich wieder meine frühere Technik.				**11%**
4) Was ist Ihre Einschätzung zur professionellen Zahnreinigung?				
Ich lasse die professionelle Zahnreinigung nur durchführen, weil sie mir angeraten wurde und kann den Erfolg nicht selber beurteilen.	trifft voll zu ○ ○	trifft gar nicht zu ○ ○ ○		**4,3**
Die professionelle Zahnreinigung empfinde ich als nützlich für die Gesunderhaltung meiner Zähne.	trifft voll zu ○ ○	trifft gar nicht zu ○ ○ ○		**1,3**
Im Ergebnis sind Sauberkeit und Glätte der Zähne für mich spürbar.	trifft voll zu ○ ○	trifft gar nicht zu ○ ○ ○		**1,3**
Ich empfinde die Durchführung als angenehm.	trifft voll zu ○ ○	trifft gar nicht zu ○ ○ ○		**3,1**
5) Für wie wirksam halten Sie die bei Ihnen durchgeführte vorsorgeorientierte zahnärztliche Betreuung insgesamt?				
○ Meine Zähne werden dadurch sicher dauerhaft erhalten werden.				**47%**
○ Ich werde deutlich weniger Karies und Zahnfleischprobleme bekommen als ohne sie.				**75%**
○ Der Zahnverfall wird bestenfalls etwas verlangsamt, aber nicht vermeidbar sein.				**12%**
○ Ich bin mir der Wirksamkeit nicht sicher.				**3%**

Abb. 28
Patientenbefragung zur Akzeptanz präventiver Angebote. Im Balken rechts sind die Studienergebnisse angegeben, entweder als relative Häufigkeit in Prozent (Fragen 2, 3 und 5) oder als Mittelwert (1 = »trifft voll zu« ... 5 = »trifft gar nicht zu«. Kostenloser Download des Formulars unter www.spitta.de/Fachbuch/916731

Prozessqualität	Zur Sicherung der *Prozess*qualität wurde im Kapitel »Präventive Interventionsmöglichkeiten« bereits einiges in Form diverser Checklisten vorgestellt. Bei der PZR ist eine abschließende Befragung des Patienten, wie er die Behandlung empfunden hat und was er sich beim nächsten Mal vielleicht anders wünscht, ebenso wichtig zur Qualitätssicherung wie zur Patientenbindung.
Kommunikative Qualität	Instrumente zur Sicherung und Verbesserung der kommunikativen Qualität sind hingegen noch kaum in Gebrauch. Checklisten sind nur in Grenzen geeignet, da sie auch zu unerwünscht standardisierten Vorgehen verleiten können. Besonders effektiv ist das Aufnehmen von Beratungsgesprächen per Video und die nachträgliche Besprechung im Team, aber auch die gegenseitige »Hospitation« der Prophylaxehelferinnen untereinander ist sehr lehrreich.
Leitfaden Beratungsgespräch	Die Bewertung eines Beratungsgesprächs, z.B. einer Mundhygieneberatung, muss eine Menge verschiedener Aspekte berücksichtigen. Ein Leitfaden hierfür sei nun zum Abschluss vorgestellt:

Qualitätssicherung in der Prävention

(Selbst)beurteilungsbogen für präventive Beratungssitzungen

	Ja				Nein

Vorbereitung ausreichend?   ○ ○ ○ ○ ○
Befund und Diagnose nachgelesen? Arbeitsmittel griffbereit?

Vorstellung und Kontaktaufnahme vorhanden?   ○ ○ ○ ○ ○

Bereitschaftsabklärung vorhanden?   ○ ○ ○ ○ ○
Weiß der Patient, warum er hier ist, ist Prophylaxe sein Ziel?

Anamnese, Mundhygienebefund, Defizitanalyse ausreichend?   ○ ○ ○ ○ ○
Haben wir in Erfahrung gebracht, was der Patient bereits weiß und tut?

Wissensvermittlung patientenorientiert und effektiv?   ○ ○ ○ ○ ○
Wird der Bezug zum Befund deutlich? Bekommt der Patient gerade so viel Information, dass er die Notwendigkeit zum Handeln erkennt? Wird er auch angeleitet, Zusammenhänge selbst zu entdecken? Oder läuft ein Monolog ab?

Instruktion effektiv?   ○ ○ ○ ○ ○
Kennt der Patient inzwischen seine Risiko- bzw. Problemzonen? Wird zunächst gemeinsam die alte Pflegetechnik bewertet, wird er angeleitet, selbst Verbesserungsvorschläge zu finden? Wird nur so viel vermittelt, wie der Patient auch wirklich täglich (aus-)zu üben bereit ist? Erhält er Hinweise, wie er die Qualität seiner Pflege selbst kontrollieren und Risikostellen erkennen kann?

Verhaltensanleitung vorhanden?   ○ ○ ○ ○ ○
Werden ganz konkrete Absprachen über Umfang und Häufigkeit des zu Übenden getroffen? Richten sich diese nach der Selbsteinschätzung des Patienten? Erfolgt die exakte Einplanung der Zahnpflege im Alltagsablauf?

Rückblick, Erfolgseinschätzung und Planung durchgeführt?   ○ ○ ○ ○ ○
Hat der Patient eine positive Zusammenfassung des Erreichten erhalten und wurde mit einem Ausblick auf die Inhalte der nächsten Sitzung geschlossen? Kann man sich sicher sein, dass eine weitere Mundhygieneberatung Sinn macht und vom Patienten auch gewünscht wird (sonst Chef dazuholen!)? Wurden Notizen gemacht, die Sitzungsinhalt und weitere Planung auch für andere nachvollziehbar machen?

Beziehung tragfähig?   ○ ○ ○ ○ ○
Hat man insgesamt den Eindruck des gemeinsamen Arbeitens für eine Sache? Erscheint das Verhältnis gleichwertig oder z.B. verkrampft, „lehrerhaft"?

Was müsste ggf. verbessert werden?:

_____

_____

_____

Abb. 29
Leitfaden für die Bewertung einer Beratungssitzung. Kostenloser Download des Formulars unter www.spitta.de/Fachbuch/916731

Anhang

Abbildungsverzeichnis

Dr. Jörg Hendriks, 26603 Aurich: Abb. 15, 16, 17a–c, 25–26

Dr. Bernd Kaiser, 66849 Landstuhl: Abb. 2, 4, 19–21, 23

Prof. Dr. Gisela Klinger, 07749 Jena; Dr. Arndt Günsch, 07743 Jena; Dr. Tina Settmann, 08112 Wilkau-Haßlau: Abb. 5–9

Mit freundlicher Genehmigung:

CURADEN International GmbH, CH-6011 Kriens: Abb. 18

3M ESPE AG, 82229 Seefeld: Abb. 3

Bezugsquellen

Kariesrisiko-Protokoll und Parodontitisrisiko-Protokoll
als Bausteine des »Drei-Stufen-Konzepts®« nach Dr. Hellwege, erhältlich bei: Dr. Klaus-Dieter Hellwege, Hauptstraße 17, 67742 Lauterecken (www.mehrzahngesundheit.de)

EDV-Software **Cariogram**® nach Prof. Bratthall, Download: http://www.db.od.mah.se/car/cariogram/cariograminfo.html

Spider Web® nach Ramseier und Lang auf CD-ROM: Die Parodontalbetreuung. Quintessenz Verlag, Berlin 2000

Software und Fortbildungskonzept **Oral Health Manager**® siehe http://www.ohmanager.org

Kostenloser Download der Formulare (Abb. 15, 16, 22, 24, 28, 29): www.spitta.de/Fachbuch/916731

Sachverzeichnis

A

Abnutzung, nichtkariöse Zahndefekte 22
Abrasivität
– Polierpasten 75
– Zahnpasta 55
Ainamo-Plaque-Index 41
Alter, Kariesrisikodiagnostik 25f.
Aminfluoridgel 82
Anamnese 166
Anmeldeformular 167
API (Approximalraumplaqueindex) 40f.
Approximalraum
– Jugendliche 56
– Mundhygieneberatung 173
– Plaqueindex 40f.
– Prädilektionsstellen 48f.
– Zahnpflege Kinder 120
– Zahnputztechnik 49f.
– Zwischenraumpflege 55f.
Attrition, nichtkariöse Zahndefekte 22

B

Backenzähne, Prädilektionsstellen 48
Bakteriennachweis
– Auswertung 18
– Hilfsmittel 17
– Kariesrisikodiagnostik 16f.
– Parodontitisentstehung 34f.
Behandlung, antimikrobielle 84ff.
Behandlungsablauf
– antimikrobielle Behandlung 85f.
– Desensibilisierung 100f.
– professionelle Zahnreinigung 65f.
– Xerostomie 105
Betreuungskonzept
– befundbezogenes 108ff.
– Kinder 118, 122
– Parodontalpatient 127f.

– Risikogruppen 114ff.
– Schwangere 116
Bicarbonatpulver 77
Blutungsindizes, Parodontitisrisikodiagnostik 37
Brillant Blue, Plaquerevelatoren 42

C

Calciumcarbonatpulver 77
Cariogram 46
Checkliste
– Interdentalbürste 59
– Mundhygieneberatung 181
– Zahnputztechnik 53f.
– Zahnseide 58
Chlorhexidin(lösung)
– antimikrobielle Behandlung 84ff.
– Fissurenmanagement 90
– Full Mouth Desinfection 88
– Kariesrisikopatienten 81
– Mundduschen 60
– professionelle Zahnreinigung 65
– Zahnreinigung, professionelle 67

D

Dentin
– Abrasivität 55
– Hypersensibilität der Zahnhälse 55, 99ff.
– Kariesentstehung 16
– Zahnhalshypersensibilität 99
Dentinexposition
– Kariesrisiko 22
– Kariesrisikobeurteilung 44
Dentinkaries, Alter 124
Dentinprimer, Desensibilisierung 102f.
Desensibilisierung
– Behandlungsablauf 100f.
– Präparate 102
– professionelle Zahnreinigung 66
– Zahnhalshypersensibilität 99ff.

Diabetes mellitus, Parodontitisrisiko 33
Diagnostik, präventive 11ff.
– Dokumentation 43ff.
– Kariesrisikodiagnostik 13ff.
– Parodontitisrisikodiagnostik 27ff.
DNA-Sonden-Test, Parodontitis 35
Dokumentation
– Hygieneindizes 37
– Prophylaxeangebot 147f.
– Recall-Sitzung 112
– Risikobefunde 43, 43f., 44f.
– Screening-Index 32
D-T-Index, Kariesrisikodiagnostik 13

E

Einbüschelbürste
– Fissurenmanagement 90
– Indikationen 61
– Zahnbürsten 51
Elektrozahnbürste
– Alter 125
– Fissurenmanagement 90
– Indikationen 61
– Zahnbürsten 52
Elternbetreuung, Mundhygiene 115
Elternfragebogen, Schwangere 116f.
Entzündungszeichen, Parodontitisrisikodiagnostik 28f.
Erfolgsbonus, Mitarbeiterinnen 144f.
Ergebnisqualität, Prävention 178
Ernährung
– Kariesrisiko 98
– Kariesrisikodiagnostik 23f.
– präventive Intervention 95ff.
– zahnschonende 98
Ernährungsempfehlungen
– präventive Intervention 95ff.
– Xerostomie 105

Sachverzeichnis

Ernährungsprotokoll 96f.
Erosion
– Ernährungsempfehlungen 97
– nichtkariöse Zahndefekte 22
Erwachsene
– Kariesrisiko 27
– parodontaler Screening-Index 32
– Plaquerevelatoren 42
– Risikobefunde 44
Erythrosin, Plaquerevelatoren 42

F

Feilen, professionelle Zahnreinigung 75
Feindepuration
– Arbeitsmittel 68
– Instrumenteneinsätze 69
– professionelle Zahnreinigung 65
– Schallreinigungsinstrumente 69
Fissuren
– Kariesrisikodiagnostik 24f.
– Mundhygiene 49
– Zahnputztechnik 49f.
Fissurenmanagement 89f.
– professionelles 90
– zuhause 89
Fluoridanamnese, Kariesrisikodiagnostik 20
Fluoridgelee 82
Fluoridierung 79ff.
– Desensibilisierung 102
– häusliche 79
– Instrumente 83
– Intensivierung 80
– Kariesrisikopatienten 81
– Kinder 79
– Nachbehandlung 82
– professionelle 82f.
– Wirkung 79
Fluoridzahncreme
– Fluoridierung 83
– Kariesrisikodiagnostik 20
Fluorose-Risiko
– Fluoridierung 80
– Kariesrisikodiagnostik 20
Flussdiagramm
– antimikrobielle Behandlung 85f.
– Desensibilisierung 100f.
– professionelle Zahnreinigung 65f.
– Xerostomie 105
Full Mouth Desinfection 88

G

Gebissbefunde, Kariesrisikodiagnostik 13f.
Genotypdiagnostik, Parodontitisrisikodiagnostik 36
Gensondentest, Parodontitis 35
Gewinnoptimierung, Prophylaxekonzepte 140f.
Glasionomerversiegelung 92
Glycinpulver 77
Gracey-Kürette, professionelle Zahnreinigung 72f.
Grobdepuration
– Arbeitsmittel 67
– Instrumenteneinsätze 69
– professionelle Zahnreinigung 62, 65
– Schallreinigungsinstrumente 69
Grundglättung, professionelle Zahnreinigung 62

H

Handinstrumente, professionelle Zahnreinigung 71ff.
Heimbewohner, Betreuungskonzepte 125ff.
Hellwege-Reversibilitätsprinzip 110
Hilfsmittel
– Bakteriennachweis 17
– Milchsäurenachweis 19
– Plaqueindizes 42
– Zahnreinigung, professionelle 67ff.
Hochfrequenzgeräte, professionelle Zahnreinigung 69
Hygieneindizes
– Mundhygieneberatung 173
– Parodontitisrisikodiagnostik 37
Hypersensibilität, Zahnhälse
– Desensibilisierung 99ff.
– professionelle Zahnreinigung 64, 66

I

Implantatreinigung, professionelle Zahnreinigung 78
Instrumenteneinsätze
– professionelle Zahnreinigung 69f.
– subgingivale 70
– supragingivale 70
Intensivfluoridierung 80
Interdentalbürste
– Indikationen 61
– Mundhygiene 49, 59
Interleukintyp, Parodontitisrisikodiagnostik 36
Irrigatoren
– antimikrobielle Behandlung 86
– Mundhygiene 60

J

Jugendliche
– Approximalraum 56
– Betreuungskonzepte 122f.
– Intensivfluoridierung 80
– Risikobefunde 44

K

Kalkulation
– Prophylaxeangebot 132
– Prophylaxekonzepte 137ff.
Karies
– Leitkeime 16
– Prädilektionsstellen 48
– Risikobestimmung 44f.
Kariesneubefall
– Bewertung 14
– Kariesrisikodiagnostik 13
Kariesprävention
– Kinder 84
– Zahnpflege Kinder 120
Kariesrisiko
– altersabhängiges 25ff.
– Ernährung 98
– Fissurenmanagement 91
– Fissurenversiegelung 24
– Fluoridierung 81
– Mundhygiene 21
– Risikoprotokoll 44f.
– Zucker 24

Kariesrisikodiagnostik 13ff.
– Alter 25ff.
– Betreuungsverlauf 12
– Ernährung 23f.
– Fissuren 24f.
– Fluoridanamnese 20
– Fluoridzahncreme 20
– Gebissbefunde 13
– Karteidarstellung 15
– Milchsäurenachweis 18f.
– Mundhygiene 21
– präventive Diagnostik 11
– Speichelfaktoren 14
– Streptococcus mutans 16

Keimhemmung 84ff.
– Full Mouth Desinfection 88
– Kinder 84
– Recall-Sitzung 112

Kinder
– Betreuungskonzepte 118ff.
– Fluoridierung 79f.
– Fluorose-Risiko 80
– Intensivfluoridierung 80
– Kariesprävention 84
– Kariesrisiko 26
– Keimhemmung 84
– parodontaler Screening-Index 32
– Risikobefunde 45
– Risikogruppen 118ff.
– Zahnbürsten 51

Kleinkinder, Kariesrisiko 25f.

Kürette, professionelle Zahnreinigung 72f.

L

Lactobacillus
– Kariesrisikodiagnostik 16
– Speichelprobe 16

Lange-Approximalraumplaqueindex 40f.

Langer-Kürettensatz, professionelle Zahnreinigung 73

Leistungserfassung, Prophylaxeangebot 148f.

M

Markerkeime, Parodontitisentstehung 34

Mehrkopfzahnbürste
– Alter 124
– Zahnbürsten 51

Milch, Zahnpflege Kinder 121

Milchsäurenachweis
– Auswertung 19
– Hilfsmittel 19
– Kariesrisikodiagnostik 18

Milchzähne
– Elternfragebogen 117
– Fissurenmanagement 89f.
– Pflege 121
– Versiegelung 90, 92f.

Mitarbeiterinnen
– Delegation von Leistungen 142f.
– Prophylaxeangebot 131
– Prophylaxeleistungen 142f.
– Umsatzbeteiligungen 144f.

Mundduschen
– Indikationen 61
– Mundhygiene 60

Mundhygiene
– Auswertung 22
– Beurteilung 44f.
– Eigenkontrolle 165
– Eltern 115f.
– häusliche 47ff.
– Irrigatoren 61
– Jugendliche 122
– Kariesrisikodiagnostik 21
– Mundduschen 60
– nichtkariöse Zahndefekte 21f.
– Optimierung 37f.
– Parodontitisrisikodiagnostik 37f.
– präventive Intervention 47
– Putztechnik 48
– Schwangere 115f.
– Selbsteinschätzung 164
– Voraussetzungen 162f.
– Xerostomie 106
– Zahnhölzer 58
– Zahnpasta 54f.
– Zahnseide 56f.
– Ziele 48
– Zungenreiniger 60
– Zwischenraumbürste 59

Mundhygieneberatung 171ff.
– Abbruchkriterien 172
– Aufgabe 171
– Beratungshilfen 147
– Beratungsplatz 146
– Bereitschaftsabklärung 171
– interaktive 171
– Kontrollsitzung 176
– Leitfaden 181
– Lernphase 163
– Patientenmotivation 158, 163
– Prophylaxekonzepte 133
– Rückmeldung 177
– Selbsteinschätzung 176
– Umfrage 179
– Zahnpflege im Alltag 175
– Zahnputztechnik 173f.

Mundhygiene-Crashkurs 134

Mundtrockenheit
– Alter 124
– Behandlungsablauf 105
– Kariesrisikodiagnostik 14
– spezielle Probleme 103ff.

Mutans-Streptokokken
– Kariesrisikodiagnostik 16
– Plaqueprobe 17
– Speichelprobe 16f.

N

Nahrungsmittel
– kariogene 23, 98
– zahnschonende 98

Natrium-Fluorescin, Plaqueevelatoren 42

O

O'Leary-Index 39f.

Obstsaft
– Ernährungsempfehlungen 98
– Zahnpflege Kinder 121

Oligosialie s. Mundtrockenheit

Oral Health Manager 46

P

Parodontaler Screening-Index (PSI) 29ff.
– Codierung 30f.
– Vorgehen 29

Parodontalpatient, Betreuungskonzepte 127f.

Parodontalsonde 29f.

Parodontitis
– Diabeteskomplikation 33
– genetische Disposition 36

Sachverzeichnis

– parodontaler Screening-Index 29
– Prädilektionsstellen 48
Parodontitisrisiko
– Bestimmung 44f.
– Diabetes mellitus 33
– Karteidarstellung 15
– Rauchen 32f.
– Recall-Intervalle 36
– Risikoprotokoll 44f.
– Spider Web 46
Parodontitisrisikodiagnostik 27ff.
– Betreuungsverlauf 12
– Diabetes mellitus 33
– genetische Disposition 36f.
– Karteidarstellung 15
– klinische Befunde 28
– Mundhygiene 37f.
– parodontaler Screening-Index 29ff.
– Pflegehindernisse 29
– präventive Diagnostik 11
– Rauchen 32f.
– Stress 33f.
– Taschentiefenmessung 28
Patientenansprache 166ff.
– Anamnese 166f.
– Anmeldeformular 167
– Diagnostik 168
– Entscheidungsfindung 169
– Kontaktaufnahme 166
– Kostenübersicht 169
– Mundhygieneberatung 171ff.
– Prophylaxeangebot 130
– Therapieaufklärung 168f.
Patientenbindung
– Prophylaxeangebot 140f.
– Prophylaxepraxis 153
Patientenmotivation
– Argumentationsansätze 161
– Prophylaxe 158f.
– Selbsteinschätzung 164
– Selbstwirksamkeitserwartung 163
– Zukunftsorientiertheit 163
Pflegehindernisse
– effektive Mundhygiene 74
– Parodontitisrisikodiagnostik 29
Pflegeoptimierung 38
– Zahnputztechnik 173f.
PFRI
– Berechnung 21

– Kariesrisikodiagnostik 21
Plaque
– Fissuren 24
– Fluoridwirksamkeit 81
– PFRI 21
– Plaqueindizes 38ff.
– Plaquerevelatoren 41f.
– Risikozonen 38
– Zahnputztechnik 50
Plaquebildung
– Fissuren 24
– Parodontitis 34
Plaqueentfernung
– Mundhygienehilfsmittel 50
– Pflegehindernisse 29
– Vibrationstechnik 50
Plaqueindizes
– Approximalraumplaqueindex 40f.
– Auswertung 43
– Hilfsmittel 42
– Kariesrisikodiagnostik 21
– O'Leary-Index 39f.
– Parodontitisrisikodiagnostik 37
– Quigley-Hein-Index 38
– Visible-Plaque-Index nach Ainamo 41
Plaquekontrolle
– Kariesrisikodiagnostik 21
– präventive Intervention 47
Plaqueprobe, Bakteriennachweis 17
Plaquerevelatoren 41f.
– Wirkstoffe 42
Polierpasten 75f.
Politur
– Arbeitsmittel 68
– Polierpasten 75f.
– Praxistipp 76
– professionelle Zahnreinigung 66, 74
Prädilektionsstellen
– Karies 12, 48
– Parodontitis 48
Prävention
– Patientenmotivation 158
– Qualitätssicherung 178ff.
Praxisteam
– Anforderungen bei Prophylaxeleistungen 154f.
– Prophylaxeangebot 131

– Prophylaxeleistungen 143
Problembewusstsein
– Jugendliche 122
– Patientenmotivation 160
Prophylaxeangebot
– Angebote 162
– Angebotssicherung 131
– Beratungshilfen 147
– Dokumentation 147f.
– Gewinnoptimierung 140f.
– Kalkulation 132
– Konzepte 133ff.
– Nachfrage 131
– Organisation 130
– Patientenansprache 130
– Patientenmotivation 158
– Qualifikation 142
– Rechenbeispiele 139
– Teambildung 131
– Zahnarztpraxis 129ff.
Prophylaxeeigenleistung
– Eigenkontrolle 165
– Selbsteinschätzung 164
– Selbstwirksamkeitserwartung 163
– Verhaltenskontrolle 165
– Voraussetzungen 162f.
– Zukunftsorientiertheit 163
Prophylaxekonzepte 133ff.
– Aufwand 134
– Gratisprobe 135
– Mundhygiene-Crashkurs 134
– Patientenzentrierung 133
Prophylaxepraxis
– Aufbau 153ff.
– Bausteine 155
– Beratungshilfen 147
– Infrastruktur 146f.
– Leistungserfassung 148f.
– Rechnungs- und Mahnwesen 148f.
– strukturelle Voraussetzungen 142ff.
– Terminverwaltung 149f.
Prophylaxeshop 151f.
Prophylaxezimmer
– Behandlungseinheit 146
– Kalkulation 137f.
– Notwendigkeit 146f.
– Rechenbeispiele 139
Prozessqualität, Prävention 180

PSI (parodontaler Screening-Index) 29ff.
– Codierung 30f.
– Vorgehen 29

Pubertät
– Betreuungskonzepte 122f.
– Kariesrisiko 25

Pulverstrahlreinigung
– Arbeitsmittel 68
– Geräte 77
– Probleme 78
– Pulver 77
– Pulverstrahlsysteme 76ff.
– Versiegelung 93

Putzläsion, nichtkariöse Zahndefekte 22

Putztechnik
– Checkliste 53f.
– falsche 52f.
– Fissurenmanagement 89
– Kinder 119
– Mundhygiene 48
– Mundhygieneberatung 173f.
– Zahnhalshypersensibilität 99

PZR s. Zahnreinigung, professionelle

Q

QHI (Quigley-Hein-Index) 38

Qualifikation, Prophylaxeangebot 142

Qualitätssicherung, Prävention 178ff.

Quigley-Hein-Index 38

R

Radioaktive Dentin Abrasion (RDA)
– Polierpasten 75
– Zahnpasta 55

Rauchen, Parodontitisrisiko 32f.

RDA (Radioaktive Dentin Abrasion)
– Polierpasten 75
– Zahnpasta 55

Recall 108ff.
– Bedeutung 108
– Dokumentation 113
– Effekt 108
– Parodontalpatient 128

– Terminverwaltung 150f.
– Wirksamkeit 109
– Ziele 109

Recall-Abstand 113f.

Recall-Intervall 109f.
– Parodontalpatient 127
– Reversibilitätsprinzip 110
– risikoabhängiges 110f.

Recall-Sitzung 111ff.
– Abstände 113f.
– Alarmzeichen 112f.
– Dokumentation 113

Rechnungs- und Mahnwesen, Prophylaxeangebot 148f.

Rekonturieren, professionelle Zahnreinigung 74

Reversibilitätsprinzip 110

Risikodiagnostik 11f.
– Betreuungsverlauf 12
– zahnflächenspezifische 12

Risikofaktoren 12
– Cariogram 46
– Karies 16, 26
– Parodontitis 33ff.
– Recall-Intervall 110

Risikogruppen 114ff.
– Heimbewohner 125ff.
– Jugendliche 122
– Kinder 118ff.
– Schwangere 115f.
– Senioren 123

Risikoprotokoll 43ff.
– Cariogram 46
– Oral Health Manager 46
– Software 46
– Spider Web 46

Rückmeldung
– Abbruchkriterien 172
– Mundhygieneberatung 177
– Primärdiagnostik 168
– Recall-Sitzung 111

Rüttelbewegung, Zahnputztechnik 49f.

S

Scaler, professionelle Zahnreinigung 71f.

Schallreinigungsinstrumente, professionelle Zahnreinigung 69f.

Schulkinder
– Betreuungskonzepte 118f., 121f.
– Kariesrisiko 25f.

Schwangere, Risikogruppen 115f.

Selbstwirksamkeitserwartung
– Patientenmotivation 163
– Prophylaxekonzepte 135

Senium
– Betreuungskonzepte 123f.
– Kariesrisiko 25

Sondieren, parodontaler Screening-Index 30

Speichel
– Funktion 14
– Kariesrisikodiagnostik 14

Speichelfluss
– Alter 124
– verminderter 103ff.

Speichelprobe
– Bakteriennachweis 16
– Milchsäurenachweis 18f.

Spider Web 46

Spraykühlung, professionelle Zahnreinigung 70

Streptococcus mutans
– antimikrobielle Behandlung 84
– Kariesrisikodiagnostik 16f.
– Plaqueprobe 17
– Speichelprobe 16

Stress, Parodontitisrisiko 33f.

Sulcus
– Mundhygieneberatung 173
– Prädilektionsstellen 48
– Zahnputztechnik 49f.

Sulcusbürste
– Indikationen 61
– Zahnbürsten 51

T

Taschentiefe
– Aktivitätszeichen 28
– Bewertung 28
– Parodontitisrisikodiagnostik 28
– Recall-Sitzung 112

Teambildung
– Prophylaxeangebot 131
– Prophylaxeleistungen 143

Sachverzeichnis

Terminverwaltung
– Prophylaxeangebot 149f.
– Recall 150f.

U

Ultraschallreinigungsinstrumente, professionelle Zahnreinigung 69f.
Umsatzbeteiligung, Mitarbeiterinnen 144f.
Universalkürette, professionelle Zahnreinigung 72f.

V

Versiegelung
– erweiterte 92
– Fissuren 24f.
– Fissurenmanagement 90ff.
– Indikationen 90f.
– präventive 92
– Technik 92
– Vorgehensweise 93f.
Vibrationstechnik, Zahnputztechnik 49f.
Visible-Plaque-Index nach Ainamo 41

W

White Spots
– antimikrobielle Behandlung 84
– Kariesrisikodiagnostik 13
– professionelle Zahnreinigung 63
WHO-Sonde 29f.
Win-Win-Situation, Prophylaxeangebot 140

X

Xerostomie
– Behandlungsablauf 105
– Kariesrisikodiagnostik 14
– spezielle Probleme 103ff.

Z

Zahnarztpraxis
– Betreuung von Heimbewohnern 126f.
– Gewinnoptimierung 140f.
– Kalkulation für Prophylaxe 137ff.
– Konzepte für Prophylaxe 133ff.
– Prophylaxeangebot 129ff.
– strukturelle Voraussetzungen 142ff.
Zahnbürste
– Desensibilisierung 99
– Einbüschelbürste 51
– elektrische 52
– Indikationen 61
– Kinder 51
– Mundhygiene 48f.
– optimale Formen 50f.
– Sulcusbürste 51
Zahndefekte, nichtkariöse 22
Zahndurchbruch
– Ernährungsempfehlungen 98
– Fluoridierung 79
– Keimhemmung 84
Zähneputzen
– Kinder 118f., 121
– Mundhygiene 48
– Technik 49ff.
– Vibrationstechnik 49f.
– zeitgemäßes 49
Zahnfleisch
– Zahnhölzer 58
– Zahnputztechnik 49, 49f.
Zahnhalshypersensibilität
– Desensibilisierung 99ff.
– professionelle Zahnreinigung 64, 66
Zahnhölzer
– Indikationen 61
– Mundhygiene 58
Zahnpasta
– Abrasivität 55
– Desensibilisierung 99
– Mundhygiene 54f.
– Wirkungen 54
– Xerostomie 106
Zahnpflege
– altersabhängige 25
– Kinder 118f., 121
– Optimierung 38
– Prophylaxekonzepte 133
Zahnputztechnik
– Checkliste 53f.
– falsche 52f.
– Fissurenmanagement 89
– Kinder 119
– Mundhygiene 48
– Mundhygieneberatung 173f.
– Zahnhalshypersensibilität 99
Zahnreinigung, professionelle 62ff.
– Arbeitsmittel 67ff.
– Durchführung 64
– Handinstrumente 71ff.
– Implantatreinigung 78
– Instrumenteneinsätze 69
– Komplikationen 64
– Kontraindikationen 63
– Liquidation 149
– Prophylaxekonzepte 133ff.
– Schallreinigungsinstrumente 69
– Spraykühlung 70
– Umfrage 179
– Vorgehen 65f.
Zahnreinigung, subgingivale
– Feilen 75
– Instrumenteneinsätze 70
– Küretten 72f.
Zahnreinigung, supragingivale
– Instrumenteneinsätze 70
– Scaler 71f.
Zahnseide 56f.
– Checkliste 58
– Indikationen 61
– Praxistipp 57
– Technik 56f.
Zahnstein
– parodontaler Screening-Index 30f.
– Risikobestimmungsbögen 44f.
Zahnwertschätzung, Patientenmotivation 159f.
Zervikalsaum, Prädilektionsstellen 48
Zucker
– Ernährungsempfehlungen 96
– Kariesrisiko 24
– Xerostomie 105
Zukunftsorientiertheit, Patientenmotivation 163
Zungenreiniger
– Full Mouth Desinfection 88
– Indikationen 61
– Mundhygiene 60
Zwischenraumbürste, Mundhygiene 49, 59
Zwischenraumpflege 55f.

Ihre individuelle Bibliothek der praktischen Zahnheilkunde!

Die kompakten Spitta-Fachbücher greifen aktuelle Themen der Zahnmedizin praxisnah auf und bringen sie zielgerichtet auf den Punkt. Lösungsorientiert unterstützen sie den Zahnarzt in seinem beruflichen Alltag – durch praxisorientiertes und praxiswirksames Expertenwissen.

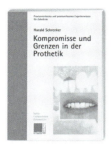

Harald Schrenker
Kompromisse und Grenzen in der Prothetik
174 Seiten, 140 Farbabbildungen, ISBN 978-3-934211-61-2, € 24,80

Ausführlich beschrieben sind die psychologischen, geriatrischen und fachlich-funktionellen Aspekte der prothetischen Versorgung. Der Autor zeigt detailliert und nachhaltig, welch große Bedeutung dabei dem sorgfältigen individuellen Abwägen all dieser Faktoren zukommt Grenzsituationen der Prothetik können so verantwortungsvoll zu einem langfristigen Behandlungserfolg geführt werden.

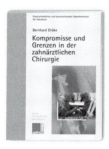

Bernhard Drüke
Kompromisse und Grenzen in der zahnärztlichen Chirurgie
170 Seiten, 58 Schwarzweiß- und 131 Farbabbildungen
ISBN 978-3-934211-65-0, € 24,80

Das Sinnvolle und Machbare der zahnärztlichen Chirurgie wird in diesem Praxishandbuch auf den Punkt gebracht. Es befasst sich in knapper und prägnanter Form mit den allgemeinen Ursachen des Misserfolgs und stell chirurgische Komplikationen anhand konkreter Einzelfälle aus der Praxis

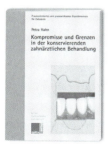

Petra Hahn
Kompromisse und Grenzen in der konservierenden zahnärztlichen Behandlung
152 Seiten, 108 Abbildungen, Tabellen, Fallbeispiele
ISBN 978-3-934211-72-8, € 24,80

Die Autorin zeigt auf, wie unterschiedliche Therapiekonzepte in der konservierenden Behandlung individuell zum Erfolg gebracht werden. Mit konkreten Hilfen für die Indikationsstellung und Therapieentscheidun einer kritischen Bewertung der Füllungsmaterialien und praxiserprobten Empfehlungen für deren Einsatz.

Spitta Verlag GmbH & Co. KG
Ammonitenstraße 1
72336 Balingen
Telefon: 07433 952-0
Fax: 07433 952-111

Jetzt bestellen und sofort profitieren!

Fundiertes Expertenwissen zum günstigen Preis!

Die Spitta-Fachbücher sind für die Praxis übersichtlich gegliedert, reich bebildert und mit hilfreichen Randnotizen versehen. Seite für Seite liefern sie fundiertes Fachwissen, das sich schnell und einfach im Praxisalltag umsetzen lässt.

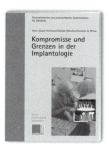

Hans-Jürgen Hartmann/Thomas Weischer/Cornelius G. Wittal
Kompromisse und Grenzen in der Implantologie
172 Seiten, 20 Schwarzweiß- und 43 Farbabbildungen
ISBN 978-3-934211-82-7, € 24,80

Eine praxisbezogene Darstellung zur Vermeidung von Misserfolgen in der Implantologie. Mit Fallbeispielen zur erfolgreichen Therapie von Grenzsituationen und konkreten Hilfestellungen für die Patientenaufklärung, Dokumentation und Behandlungsplanung, um juristische Auseinandersetzungen im Vorfeld auszuschließen.

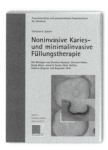

Christian H. Splieth et al.
Noninvasive Karies- und minimalinvasive Füllungstherapie
214 Seiten, 142 Farbabbildungen und Flow-Charts zum Behandlungsablauf
ISBN 978-3-934211-64-3, € 24,80

Ein Neuansatz für die minimalinvasive Kariestherapie, der von einem fließenden Übergang von der Prävention über die non- bis zu den minimalinvasiven Maßnahmen ausgeht und nicht einfach nur die Übertragung Black'scher Lehrsätze auf kleine Defekte fortschreibt.

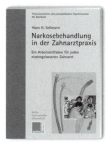

Hans H. Sellmann
Narkosebehandlung in der Zahnarztpraxis
186 Seiten, 92 Farbabbildungen, Anamnesebögen, Korrespondenzvorschläge, Fallbeispiele, ISBN 978-3-934211-45-2, € 24,80

Ein Arbeitsleitfaden zur Behandlung von Problempatienten sowie von Patienten mit umfangreichen Sanierungen. Unter der Prämisse eines maßvollen Umgangs mit der Narkosebehandlung gibt der Autor seine langjährigen Praxiserfahrungen an jeden niedergelassenen Zahnarzt weiter.

Spitta Verlag GmbH & Co. KG
Ammonitenstraße 1
72336 Balingen
Telefon: 07433 952-0
Fax: 07433 952-111

Jetzt bestellen und sofort profitieren!

Ihre individuelle Bibliothek der praktischen Zahnheilkunde!

Die kompakten Spitta-Fachbücher greifen aktuelle Themen der Zahnmedizin praxisnah auf und bringen sie zielgerichtet auf den Punkt. Lösungsorientiert unterstützen sie den Zahnarzt in seinem beruflichen Alltag – durch praxisorientiertes und praxiswirksames Expertenwissen.

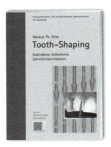

Markus Th. Firla
Tooth-Shaping
Subtraktive ästhetische Zahnformkorrekturen
126 Seiten, 117 Farbabbildungen, Fallbeispiele
ISBN 978-3-938509-02-9, € 34,80

Die erste deutschsprachige Darstellung von Theorie und Praxis der schonenden und ästhetischen Zahnhartsubstanz-Abtragung. Das richtige Vorgehen wird Schritt für Schritt anhand zahlreicher klinischer Bilder erläutert. Dabei wird der Instrumenteneinsatz ebenso berücksichtigt wie die anschließende Rechnungslegung.

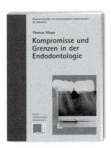

Thomas Mayer
Kompromisse und Grenzen in der Endodontologie
206 Seiten, 158 Abbildungen, langjährig dokumentierte Fallbeispiele
ISBN 978-3-934211-84-1, € 34,80

Eine intensive Auseinandersetzung mit den Schwierigkeiten der endodontischen Behandlung – unter dem Blickwinkel des medizinisch Möglichen und den Bedingungen unseres Gesundheitssystems.
Der Leitfaden unterstützt den Zahnarzt, besondere Fälle der endodontischen Behandlung noch besser abzuwägen, vorzubereiten und durchzuführen.

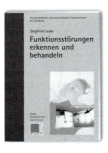

Siegfried Leder
Funktionsstörungen erkennen und behandeln
210 Seiten, 77 Abbildungen, ausführliche Schmerzfragebögen
ISBN 978-3-938509-06-7, € 34,80

Eine umfassende, auf die Praxis zugeschnittene Auseinandersetzung mit der kraniomandibulären Dysfunktion. Der Autor stellt die diagnostischen und therapeutischen Möglichkeiten ausführlich dar, geht auf besondere Behandlungssituationen ein und beschreibt die allgemeinen Grundlagen der CMD.

Spitta Verlag GmbH & Co. KG
Ammonitenstraße 1
72336 Balingen
Telefon: 07433 952-0
Fax: 07433 952-111

Mehr Informationen und Leseproben finden Sie im Internet unter
www.spitta.de/fachbuecher

Sammeln Sie Zertifizierungspunkte im Internet!

Unter **http://zahnmedizin.spitta.de/fortbildung** finden Sie für alle Neuerscheinungen einen entsprechenden Fragebogen. Für die richtigen Antworten erhalten Sie eine Urkunde im PDF-Format und 3 **Fortbildungspunkte gemäß den Richtlinien der BZÄK und der DGZMK**.

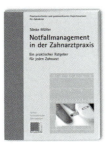

Sönke Müller
Notfallmanagement in der Zahnarztpraxis
Ein praktischer Ratgeber für jeden Zahnarzt

194 Seiten, zahlreiche Merkkästen und Grafiken, Übersichten zur Medikation des Notfalls, ISBN 978-3-938509-07-4, € 34,80

Ein kompakter Leitfaden für den Notfall – speziell auf die Situation des Zahnmediziners zugeschnitten, damit er auch in Ausnahmesituationen souverän und effektiv handeln kann. Mit praktikablen Ratschlägen zur sicheren Beherrschung des Notfalls.

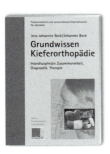

Jens Johannes Bock/Johannes Bock
Grundwissen Kieferorthopädie
Interdisziplinäre Zusammenarbeit, Diagnostik, Therapie

222 Seiten, ausführliche bildliche Dokumentation
ISBN 978-3-938509-08-1, € 34,80

Ein Vademekum für die optimale Zusammenarbeit von Zahnarzt und Kieferorthopäden, das die Grundlagen der Kfo erläutert, diagnostische und therapeutische Möglichkeiten aufzeigt und die rechtliche Situation praxisnah darstellt: für die bestmögliche Betreuung Ihrer kieferorthopädisch behandelten Patienten.

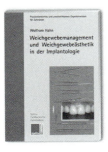

Wolfram Hahn
Weichgewebemanagement und Weichgewebeästhetik in der Implantologie

210 Seiten, ausführliche Darstellung der Verfahren mit Grafiken zur Schnittführung, ISBN 978-3-938509-29-6, € 34,80

Die Möglichkeiten des Weichgewebemanagements in der Implantologie praxisnah aufgezeigt: umfassende Erläuterung der Verfahren und kritisches Ausloten ihrer Grenzen. Die Darstellung langfristigen Weichgewebeverhaltens unterstützt Ihre Therapieentscheidung.

Spitta Verlag GmbH & Co. KG
Ammonitenstraße 1
72336 Balingen
Telefon: 07433 952-0
Fax: 07433 952-111

Mehr Informationen und Leseproben finden Sie im Internet unter
www.spitta.de/fachbuecher

Ihre individuelle Bibliothek der praktischen Zahnheilkunde!

Die kompakten Spitta-Fachbücher greifen aktuelle Themen der Zahnmedizin praxisnah auf und bringen sie zielgerichtet auf den Punkt. Lösungsorientiert unterstützen sie den Zahnarzt in seinem beruflichen Alltag – durch praxisorientiertes und praxiswirksames Expertenwissen.

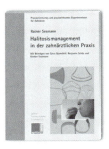

Rainer Seemann
Halitosismanagement in der zahnärztlichen Praxis
Mit Beiträgen von Cyrus Djamchidi, Benjamin Schüz und Kirsten Tostmann
176 Seiten, ISBN 978-3-938509-30-2, € 34,80

Eine praxisnahe Anleitung, Patienten mit Mundgeruch zahnmedizinisch zu helfen. Mit einer ausführlichen Darstellung der diagnostischen und therapeutischen Möglichkeiten. Neben der Vermittlung grundlegenden Wissens setzt sich der Praxisleitfaden vor allem mit Diagnostik und Therapie auseinander.

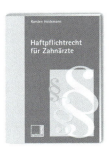

Karsten Heidemann
Haftpflichtrecht für Zahnärzte
152 Seiten, mit zahlreichen Beispielen aus der Rechtsprechung auf CD-ROM
ISBN 978-3-938509-35-7, € 34,80

Ein Ratgeber, der dem Zahnarzt das notwendige Handwerkszeug gibt, um Haftpflichtansprüche erfolgreich abzuwehren und die Risiken eines Haftungsfalls von vornherein zu minimieren. In knapper und verständlicher Form – auch für den juristischen Laien gut nachvollziehbar – wird dargelegt, wie der Zahnarzt sich gegenüber seinem Patienten absichert und wie er im Haftungsfall den Schaden begrenzt.

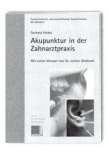

Gerhard Hieber
Akupunktur in der Zahnarztpraxis
342 Seiten, 113 Abbildungen und Grafiken, grafische Therapiebeispiele
ISBN 978-3-938509-39-5, € 34,80

Die erste umfassende und praxisnahe Darstellung der Akupunktur für die zahnärztliche Therapie, die der komplexen Beziehung von Zähnen und Körper Rechnung trägt. Mit ausführlichen Grafiken für eine präzise, bestmögliche Umsetzung.

Spitta Verlag GmbH & Co. KG
Ammonitenstraße 1
72336 Balingen
Telefon: 07433 952-0
Fax: 07433 952-111

Jetzt bestellen und sofort profitieren!

Sammeln Sie Zertifizierungspunkte im Internet!

Unter **http://zahnmedizin.spitta.de/fortbildung** finden Sie für alle Neuerscheinungen einen entsprechenden Fragebogen. Für die richtigen Antworten erhalten Sie eine Urkunde im PDF-Format und 3 **Fortbildungspunkte gemäß den Richtlinien der BZÄK und der DGZMK**.

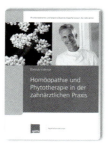

Dietrich Volkmer
Homöopathie und Phytotherapie in der zahnärztlichen Praxis
März 2007
Broschur, 296 Seiten, 42 Abb.
ISBN 978-3-938509-45-6, € 39,80

Das Praxishandbuch wird der immer stärkeren Nachfrage der Patienten nach nebenwirkungsfreier und ganzheitlicher Therapie gerecht. Der Autor bietet einen Überblick über Therapiekonzepte in der Homöopathie und Phytotherapie. Tipps für die praktische Anwendung der Heilmittel in der Zahnmedizin ermöglichen die relativ einfache Umsetzung in der Praxis.

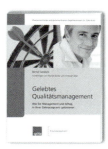

Bernd Sandock u.a.
Gelebtes Qualitätsmanagement
April 2007
Broschur, 240 Seiten, 25 Abb. und Tab.
ISBN 978-3-938509-31-9, € 39,80

Für ein effektives und patientenorientiertes Terminmanagement ist ein funktionierendes Zusammenwirken von Behandler, Behandlungsassistenz und Rezeption unabdingbar. Unter dieser Prämisse erläutert der Autor prägnant die Voraussetzungen für eine reibungslose Organisation in der zahnärztlichen Praxis.

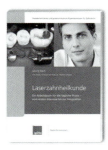

Bach, Georg
Laserzahnheilkunde
Neuerscheinung Mai 2007
Broschur, 282 Seiten, über 70 Abb.
ISBN 978-3-938509-46-3, € 42,80

Ein praxisnahes Arbeitsbuch, das sowohl die für die Zahnmedizin relevanten Lasersysteme und Wellenlängen vorstellt, als auch die konkrete Integration monochromatischen Lichtes in die tägliche Praxisarbeit berücksichtigt. Anschauliche Tipps und wichtige Aspekte zur Patientengewinnung für die neue Technik runden das Werk ab.

Spitta Verlag GmbH & Co. KG
Ammonitenstraße 1
72336 Balingen
Telefon: 07433 952-0
Fax: 07433 952-111

Mehr Informationen und Leseproben finden Sie im Internet unter
www.spitta.de/fachbuecher

Sammeln Sie Zertifizierungspunkte im Internet!

Unter **http://zahnmedizin.spitta.de/fortbildung** finden Sie für alle Neuerscheinungen einen entsprechenden Fragebogen. Für die richtigen Antworten erhalten Sie eine Urkunde im PDF-Format und 3 **Fortbildungspunkte gemäß den Richtlinien der BZÄK und der DGZMK**.

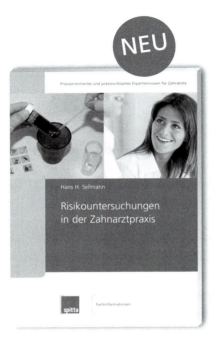

Hans H. Sellmann
Risikountersuchungen
in der Zahnarztpraxis
September 2007, Broschur,
250 Seiten, 150 Abb., inkl. CD-ROM
ISBN 978-3-938509-50-0, € 42,80

Mikrobiologische und molekulare Untersuchungen sind aus der Zahnarztpraxis nicht mehr wegzudenken. In diesem Buch werden Methoden und Verfahren vorgestellt, mit denen eine differenzierte Aussage zum individuellen Risiko des Patienten möglich wird.

Schwerpunkte liegen dabei auf der Kariologie und Parodontologie, es werden aber auch Verfahren für die Tumordiagnostik, der Nachweistest auf das Vorhandensein von Pilzen (Candida), der Helicobacter-pylori-Nachweis und ein Laktoseintoleranztest vorgestellt. Die praktische Anwendung der Tests wird Schritt für Schritt erläutert.

Die CD-ROM bietet editierbare Patienteninformationsblätter und Vorlagen für Vergütungsvereinbarungen.

Spitta Verlag GmbH & Co. KG
Ammonitenstraße 1
72336 Balingen
Telefon: 07433 952-0
Fax: 07433 952-111

Mehr Informationen und Leseproben finden Sie im Internet unter
www.spitta.de/fachbuecher

Ihre individuelle Bibliothek der praktischen Zahnheilkunde!

Die kompakten Spitta-Fachbücher greifen aktuelle Themen der Zahnmedizin praxisnah auf und bringen sie zielgerichtet auf den Punkt. Lösungsorientiert unterstützen sie den Zahnarzt in seinem beruflichen Alltag – durch praxisorientiertes und praxiswirksames Expertenwissen.

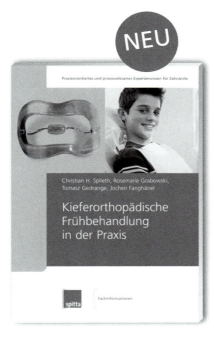

C. H. Splieth, R. Grabowski, T. Gedrange, J. Fanghänel
Kieferorthopädische Frühbehandlung in der Praxis
Neuerscheinung Oktober 2007
Broschur, 239 Seiten, 209 Abb.
ISBN 978-3-938509-48-7, € 42,80

Nicht nur die Vorteile, die eine kieferorthopädische Frühbehandlung bietet, werden in diesem Fachbuch aufgezeigt. Beschrieben werden auch die versorgungsepidemiologisch bedeutsamsten und nach den kieferorthopädischen Indikationsgruppen (KIG) derzeit auch von den Krankenkassen getragenen Problembereiche Lutsch-Habit bzw. offener Biss, Kreuzbiss, frühzeitiger Milchzahnverlust und Lückenhalter ebenso wie die Progenie in ihrer Ausprägung.
Die Prinzipien der Frühbehandlungen werden eingehend erläutert und exemplarisch an zahlreichen Fallbeispielen demonstriert.

Spitta Verlag GmbH & Co. KG
Ammonitenstraße 1
72336 Balingen
Telefon: 07433 952-0
Fax: 07433 952-111

Mehr Informationen und Leseproben finden Sie im Internet unter
www.spitta.de/fachbuecher